总主编　褚君浩

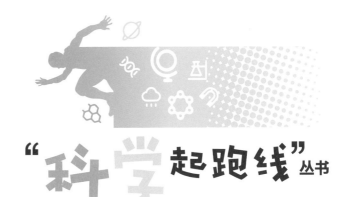

"科学起跑线"丛书

病菌简史

A Brief History
of
Germs

张文宏　主编

U0397628

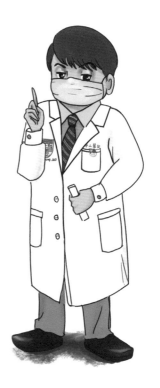

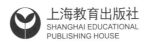

上海教育出版社
SHANGHAI EDUCATIONAL
PUBLISHING HOUSE

丛书编委会

主　　任：褚君浩

副主任：缪宏才　张文宏

总策划：刘　芳　张安庆

编　　委：（以姓氏笔画为序）

王张华　王晓萍　公雯雯　龙　华　白宏伟　宁彦锋

朱东来　庄晓明　孙时敏　李桂琴　李清奇　张　蕾

张拥军　张晓云　周琛溢　茶文琼　袁　玲　高晶蓉

鲁　婧　鲍若凡　戴雪玲

本书编写组

主　　编：张文宏

参　　编：李仲华　刘其会　汪　婷　浦永兰　宋心迪　郭宇杰

　　　　　许　婧

科学就是力量，推动经济社会发展。

从小学习科学知识、掌握科学方法、培养科学精神，将主导青少年一生的发展。

生命、物质、能量、信息、天地、海洋、宇宙，大自然的奥秘绚丽多彩。

人类社会经历了从机械化、电气化、信息化到当代开始智能化的时代。

科学技术、社会经济在蓬勃发展，时代在向你召唤，你准备好了吗？

"科学起跑线"丛书将引领你在科技的海洋中遨游，去欣赏宇宙之壮美，去感悟自然之规律，去体验技术之强大，从而开发你的聪明才智，激发你的创新动力！

这里要强调的是，在成长的过程中，你不仅要得到金子、得到知识，还要拥有点石成金的手指以及金子般的心灵，也就是培养一种方法、一种精神。对青少年来说，要培养科技创新素养，我认为八个字非常重要——勤奋、好奇、渐进、远志。勤奋就是要刻苦踏实，好奇就是要热爱科学、寻根究底，渐进就是要循序渐进、积累创新，远志就是要树立远大的志向。总之，青少年要培育飞翔的潜能，而培育飞翔的潜能有一个秘诀，那就是练就健康体魄、汲取外界养料、凝聚驱动力量、修炼内在素质、融入时代潮流。

本丛书正是以培养青少年的科技创新素养为宗旨，涵盖了生命起源、物质世界、宇宙起源、人工智能应用、机器人、无人驾驶、智能制造、航海科学、宇宙科学、人类与传染病、生命与健康等丰富的内容。让读者通过透视日常生活所见、天地自然现象、前沿科学技术，掌握科学知识，激发探究科学的兴趣，培育科学观念和科学精神，形成科学思维的习惯；从小认识到世界是物质的、物质是运动的、事物是发展的、运动和发展的规律是可以掌握的、掌握的规律是可以为人类服务的，以及人类将不断地从必然王国向自由王国发展，实现稳步的可持续发展。

　　本丛书在科普中育人，通过介绍现代科学技术知识和科学家故事等内容，传播科学精神、科学方法、科学思想；在展现科学发现与技术发明的成果的同时，展现这一过程中的曲折、争论；并通过提出一些问题和设置动手操作环节，激发读者的好奇心，培养他们的实践能力。本丛书在编写上，充分考虑青少年的认知特点与阅读需求，保证科学的学习梯度；在语言上，尽量简洁流畅，生动活泼，力求做到科学性、知识性、趣味性、教育性相统一。

　　本丛书既可作为中小学生课外科普读物，也可为相关学科教师提供教学素材，更可以为所有感兴趣的读者提供科普精神食粮。

　　"科学起跑线"丛书，带领你奔向科学的殿堂，奔向美好的未来！

褚君浩

中国科学院院士

2020 年 7 月

2019 年底，新型冠状病毒悄无声息地在人群中传播，继而新冠肺炎疫情如同一场突如其来的风暴，给每个人、每个家庭、每个国家都带来了严峻的考验。新冠病毒的出现，让人们深深地感受到传染病对生命健康、经济发展甚至社会秩序的威胁。

当把目光从当下移向历史的长河，我们会蓦然发现，传染病竟然贯穿整个人类历史，对人口数量、技术发展、国家存亡，甚至文明兴衰都有着至关重要的影响。公元前 430 年，雅典与斯巴达之间爆发的伯罗奔尼撒战争正处于胜负难分之际，一场瘟疫使雅典短时间内失去近四分之一的士兵，雅典军队战斗力大幅下降，最终改变了希腊与世界后来的历史走向。公元 208 年，在中国历史上赫赫有名的"赤壁之战"中，吴蜀联军通过火烧连环船击败曹军，殊不知真正逼迫曹军败走的原因是"大疫"。公元 541 年，地中海东部地区发生鼠疫大流行，持续了近半个世纪，流行严重时每天死亡数万人，直接导致东罗马帝国的衰落……从鼠疫、天花、霍乱等这些古老的传染病，到 SARS、埃博拉、新冠肺炎等这些新发传染病，人类文明的进程始终伴随着与传染病的斗争，正如著名历史学家威廉·麦克尼尔所说："技能、知识和组织都会改变，但人类面对疫病的脆弱，则是不可改变的。先于初民就业已存在的传染病，将会与人类始终同在，并一如既往，仍将是影响人类历史的基本参数和决定因素之一。"

那么，传染病是什么？病毒是什么？细菌是什么？它们从哪里来，又是如何致病、传播的？我们在日常生活中应该如何预防这些传染病？抗生素的发现与应用为人类带来了怎样的影响……

对大多数青少年来说，他们可能在生物或历史课本中学过这些内容，但具体概念仍比较模糊，不成系统。目前市面上关于病毒、细菌和传染病的专业著作较多，但鲜有面向青少年的、通俗易懂的科普读物。其实，在人类对传染病的认知过程中有许多耐人寻味的历史故事和妙趣横生的科学故事，青少年时期正是思维方式和价值观形成的关键阶段，学习这些有关传染病的知识，有助于提升青少年学习历史的兴趣，启发他们用科学的方法面对疫情。

目前新冠肺炎疫情还在全球范围内流行，当前的环境正是青少年深入了解传染病相关知识的绝佳时机。为了把复杂的科学知识以简单生动的方式告诉孩子们，引导大家树立健康生活的理念，养成良好的卫生习惯，我与上海教育出版社共同策划了这本有关传染病、病毒和细菌知识的科普图书《病菌简史》。全书共分为四个部分，其中第二、三部分采用故事、案例与手绘插画相结合的方式，融科学性、知识性、趣味性、教育性于一体，将 17 种常见传染病的病原特征、传播途径及防控知识娓娓道来。为了增强可读性，激发青少年的阅读兴趣，开阔他们的视野，书中还设置了科学家故事、科学知识、科普文章等拓展阅读内容，既涉及与传染病、病毒和细菌直接相关的知识，也涉及科学精神、科学方法、科学思想。希望大家看完这本书后，能够了解更多与病毒、细菌相关的知识，提高传染病的预防意识和能力，用更科学的方法远离疾病、健康成长。

本书在编写时参考了多种中外史料及论著，限于篇幅和体裁，未能在书中一一注出，谨向这些作者和出版者表示衷心的谢忱。

复旦大学附属华山医院感染科主任

2020 年 7 月

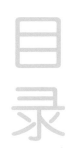

目录

改变世界的传染病

看不见的威胁

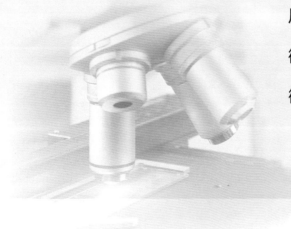

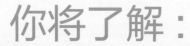

你将了解：

历史上的重大传染病对社会的影响

微生物的发现史

微生物与传染病的关系

提起灾难，你首先会想到什么？

洪水、森林大火、地震、干旱、海啸？还是战争、大爆炸？

在我们心中，灾难的每一次出场，仿佛都自带一种轰轰烈烈的背景音乐。

但有一种灾难，每次来得悄无声息，却往往造成人类历史上最大的伤亡。

它就是传染病。

千百年来，人类与传染病之间的斗争从未停止。纵观古今中外的历史记载，在人们对传染病的描述中总是弥漫着一种恐惧、悲哀的情绪。为什么人们会闻之色变呢？传染病到底对人类社会造成了什么样的影响？是什么引起了传染病？"它们"又是如何致病的呢？

人类与传染病的"恩怨情仇"

人类的历史长河中，很多重大事件的发生及社会的走向，都与传染病有着千丝万缕的联系。

大约公元前 430 年至公元前 427 年，被誉为"西方文明的摇篮"的雅典曾因一场疾病几近全城覆灭。这场疾病夺去了约四分之一的雅典军队士兵的性命，使雅典在与斯巴达的战争中失利。从此，地中海世界的历史走向发生了改变。

时间来到公元208年，此时的中国发生了一场赫赫有名的以少胜多的战役——"赤壁之战"。吴蜀联军是如何取得这场战役的胜利的？火烧连环船？《三国志·魏书·武帝纪第一》中记载道："公至赤壁，与备战，不利。于是大疫，吏士多死者，乃引军还。"意思是说，曹军在赤壁之战中的确吃了败仗，但并未因此一蹶不振，真正迫使曹军败走的原因是"大疫"。

到了公元541年，鼠疫在东罗马帝国属地的埃及暴发，并迅速传播至首都君士坦丁堡及其他地区。君士坦丁堡40%的城市居民被此次瘟疫夺去生命。这场鼠疫持续肆虐了近半个世纪，最终四分之一的东罗马帝国人口死于鼠疫。

仍然是令人闻风丧胆的鼠疫。14世纪，欧洲出现了第二次瘟疫大流行，这也是人类历史上最严重的瘟疫之一。在这场瘟疫中，全世界约有7500万人死亡，其中欧洲死亡人数高达2500万。根据历史记载，这个数字相当于当时欧洲人口的三分之一。由于人感染后会出现皮肤大块发黑、渗血，以及流着脓液的肿块，同时伴有高烧不退和精神错乱，甚至在短时间内死亡，且在当时的医疗水平下绝无治愈的可能，因此鼠疫又被称为"黑死病"。在此后的数百年间，整个欧洲长期笼罩于"黑死病"的阴云之下。

100多年之后的15世纪末，欧洲人踏上了美洲大陆，同时带去了天花病毒。这种致命的病毒一时间在墨西哥城内肆虐，造成大量死亡。因为有了天花病毒，在和阿兹特克人的战斗中，西

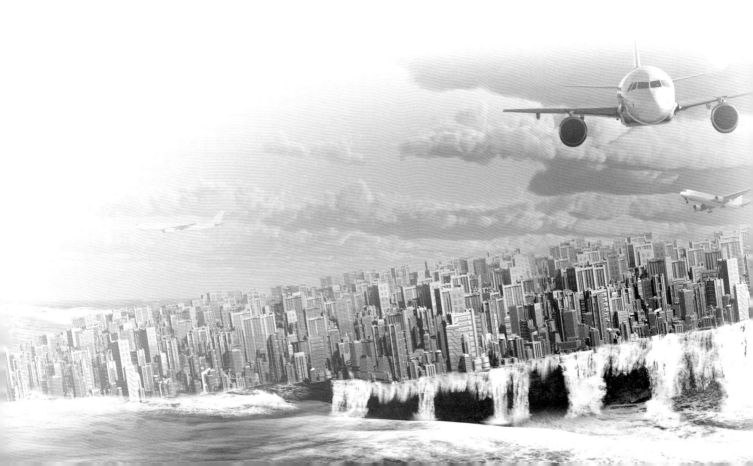

班牙人仅用 600 人就征服了阿兹特克数万人的队伍，可谓"不战而胜"。而在此后的 100 年间，美洲大陆原住民从最初的 2000 万—3000 万人到最后只剩下不到 100 万人，被历史学家称为"人类史上最大的种族屠杀"。同样也是由于天花病毒，在 19 世纪的普法战争中，约 2 万法军因感染天花而丧失作战能力，而当时的普鲁士军人因进行了天花的预防接种而幸免于难。于是，这场战争的胜负瞬间扭转。

天花与西班牙人的胜利

印第安人第一次接触传染病是在 1518 年，当时天花被带至伊斯帕尼奥拉岛并开始攻击印第安人，其产生的伤害相当大，以致拉斯·卡萨斯（Bartoleme deLas Casas）相信只有 1000 人幸存。之后天花从伊斯帕尼奥拉岛启程，又随着 1520 年援助科尔特斯的远征军到了墨西哥。结果，在征服的关键时刻（那时阿兹特克国王蒙特祖玛已被杀，阿兹特克人正准备对西班牙人发动进攻），天花开始肆虐首都特诺奇蒂特兰（Tenochtitlan）。组织进攻的首领与其众多的追随者，在迫使西班牙人退出该城后的几小时之内死去。结果，阿兹特克人非但没能像预期的那样对落荒而逃的西班牙军队乘胜追击，反而因天花的肆虐而无法采取有效行动，以致陷入了令人目瞪口呆的无能为力之中。科尔特斯因此能够集合军队，并从阿兹特克的属民当中聚拢同盟者后平安返回，发动最后的围攻，并最终摧毁了这个首都。

——节选自威廉·麦克尼尔《瘟疫与人》

大神庙（Templo Mayor）曾是阿兹特克人心目中的世界中心，于 1521 年被西班牙殖民者摧毁，如今已是一片废墟。1987 年，大神庙遗址被世界教科文组织列入世界文化遗产名录。

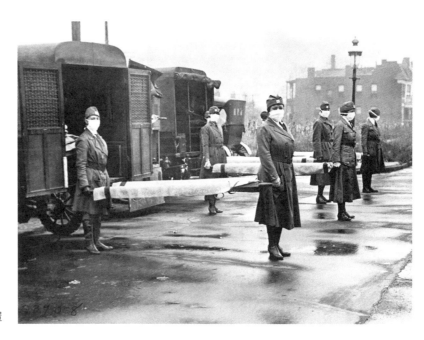

"一战"期间的护士们都戴上了口罩

进入 19 世纪后，传染病在人类历史上烙下了更深的印迹。19 世纪至 20 世纪末，全球先后流行过 8 次霍乱，这是一种由霍乱弧菌造成的肠道烈性传染病。第一次的霍乱大流行，从"人类霍乱的故乡"印度恒河三角洲蔓延至欧洲，造成了大约 6 万人的死亡。随着运输业的发展，之后的数次霍乱从亚洲到欧洲，再到美洲和非洲，不断地播散到世界各地，成为全球卫生的共同敌人。

时间的车轮不断前行，我们对传染病的记录也越发详细。20 世纪初，最有名的传染病就是第一次世界大战时期的大流感，这场流感夺去了 2000 万—4000 万人的生命。作为人类历史上最致命的传染病，它在 1918—1919 年间造成全世界约 10 亿人感染，全球平均致死率约为 2.5%—5%，远高于一般流感 0.1% 的死亡率。与此同时，在世界的另一边，亚非殖民地的欧洲军队中流行开了另一种传染病——疟疾，尤其是在东非的英军，因感染疟疾而丧生的人多达 10 万以上。

到了 20 世纪末期，我们身边又出现了艾滋病、疯牛病等许多前所未见的传染病。进入 21 世纪后，2003 年，SARS 病毒肆虐华夏大地。而 2020 年初的新型冠状病毒肺炎，目前已发展为全球大流行的传染病。

原来是你：细菌、病毒的发现史

这些数千年来令人痛不欲生的"瘟疫"，到底是由什么引起的呢？当时的人们隐隐觉得这是一类生物所造成的，但它们看不见，摸不着，无色无味又无声无息，反而更让人感到恐慌。

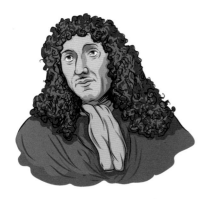

安东尼·范·列文虎克（1632—1723），他对显微镜制作的热爱以及对未知事物的强烈好奇心促使他不断地改进显微镜，并用于微生物的观察。

直到大约300多年前，荷兰人安东尼·范·列文虎克通过自制的显微镜研究发现了一类生物，并为它们起名——微生物，从而开创了微生物学。尽管列文虎克并未受过正统的科学教育，但他的研究方法却相当科学，概括起来就是观察、比较与归纳。只是当时，他并未意识到这些微小的生物与人们的疾病之间有何关系。之后的100多年间，科学家们发现了越来越多的微生物，但仍没有什么实质性的进展。19世纪初期，随着显微镜技术的发展，人们观察到了有机细胞的具体情况。在此基础上，德国植物学家施莱登提出了细胞学说，该学说最著名的理论就是：细胞是生命的基本单位。这一理论对后来的生命科学产生了深刻的影响。

显微镜之眼

继成为第一个看到微生物的人之后，列文虎克又成了第一个看到自身携带的微生物的人。1683年，他注意到自己的牙齿间卡着某种白色的糊状斑块。出于习惯，他取下这些斑块，放在显微镜下观察。他看到了更多移动的生物，"极漂亮的移动"！修长的、如鱼雷般的棒状物"像梭子一样"在水中穿梭，还有一些小一点的生物，像陀螺一样转个不停。他记录道："今天我嘴巴里的生物数量，可比我们荷兰共和国的所有居民还多。"他把这些微生物画了下来，为它们创建了简单明快的形象。这些图像后来成了微生物界的"蒙娜丽莎"。他研究了代尔夫特当地居民嘴巴里的微生物：两个女人，一个8岁大的孩子，还有一个以从不刷牙而远近闻名的老男人。列文虎克还往自己的口腔碎屑中添加酒醋，然后看到微型动物纷纷死去——这是史上第一次抗菌消毒。

——节选自埃德·扬《我包罗万象》

到了19世纪中期，来自法国的路易·巴斯德和德国的罗伯特·科赫将微生物研究进一步纳入生理学研究阶段。巴斯德通过著名的曲颈瓶实验，证明了微生物导致物质腐败，从而提出了细菌致病理论，并发明了巴斯德灭菌法，堪称现代微生物学的奠基人。

从那以后，人们开始接受细菌致病的理论。但到了19世纪末，来自德国的农艺学家迈尔在

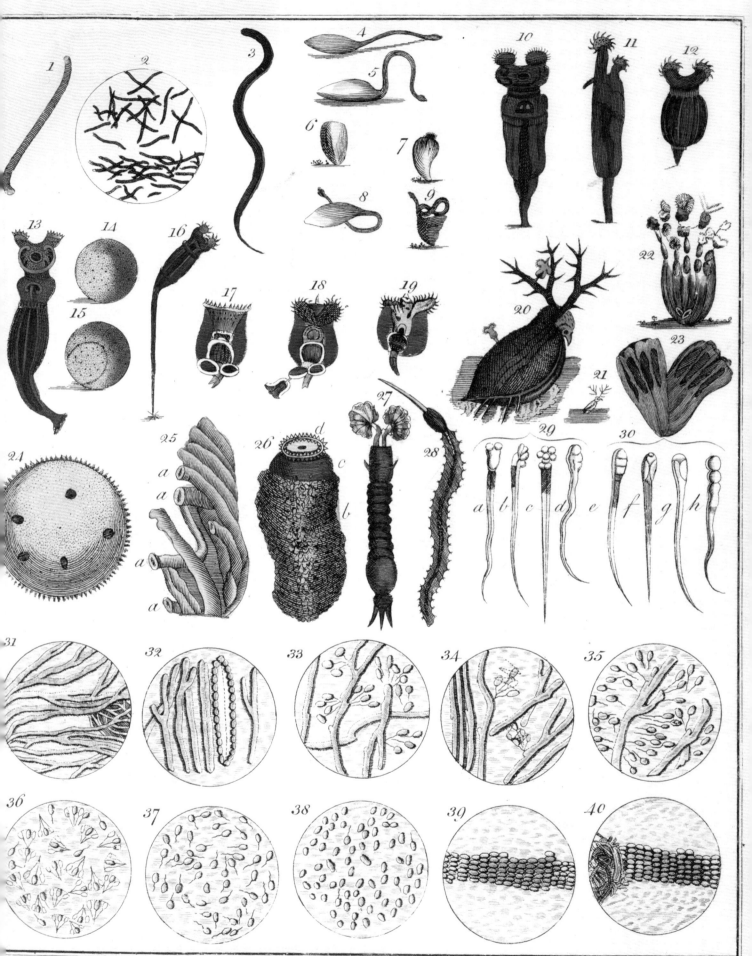

列文虎克通过自制显微镜观察到的"小动物"

Pass Sculp.

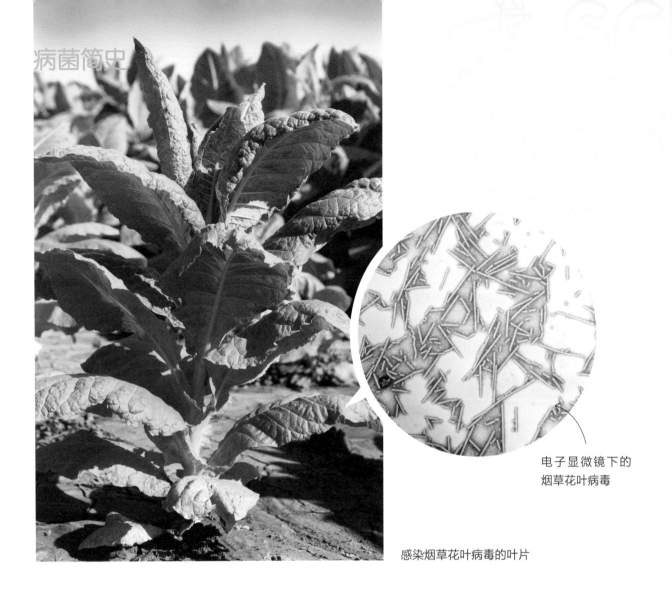

电子显微镜下的
烟草花叶病毒

感染烟草花叶病毒的叶片

荷兰工作时，把他命名的"烟草花叶病"患病叶的汁液注射到健康植株的叶脉中，结果健康植株也得病了。因此，迈尔认定"烟草花叶病"也是一种传染病。但可惜的是，受细菌致病理论影响，他并没有去深究这个病的病原是什么。6年后，俄国科学家伊万诺夫斯基重复了迈尔的实验，发现用当时可以过滤所有细菌的一种过滤器过滤后，"烟草花叶病"患病叶的汁液仍然有致病性，这表明"烟草花叶病"是由比细菌还小的病原体引起的，但他同样没有给出定义。又过了6年，荷兰微生物学家贝杰林克再次重复了这个实验。最终，他指出，引起"烟草花叶病"的致病因子是一种有别于细菌，无法用普通显微镜看到，不能在人工细菌培养基上生长，却能通过最细小的滤膜的有机体。他把它称为病毒（Virus）。至此，病毒终于有了自己的名字。

但由于巴斯德的理论影响甚广，在很长一段时间内，人们并没有完全接受"病毒"这个概念，或者常把"病毒"和"细菌"混淆。在著名的1918年大流感时期，医学界也仍然未能将细菌和病毒划分清楚。直至1931年，电子显微镜的出现打破了人们的固有思维。1939年，德国科学家考施第一次在电镜下直接观察到了烟草花叶病毒的形态，这是一种直径15纳米、长300纳米的长杆状颗粒。就这样，人类通过电子显微镜打开了病毒世界的大门，越来越多形态各异的病毒逐渐进入科学家们的视野。

细菌与病毒

19 世纪末，微生物学遭遇了一场轰轰烈烈的革命，而正是路易·巴斯德（Louis Pasteur）和他的门徒们共同撑起了这场变革的一片天。那时，科学家们不甘示弱，纷纷走上了发现新病原体的赛道。自此之后，微生物们就被分为两大"阵营"：细菌和病毒。被"揪出"的细菌有引起伤寒、破伤风、白喉还有霍乱的各种杆菌。细菌的主要特征为：我们能在光学显微镜下观察到，并可通过"肉汤培养基"进行培养。病毒则不同，它体积微小到用显微镜也无法观察到——20 世纪 30 年代，电子显微镜被发明，1939 年后病毒才无处遁形。此外，病毒是无法独立繁殖的。

——节选自让－弗朗索·瓦萨吕佐《疫苗的史诗》

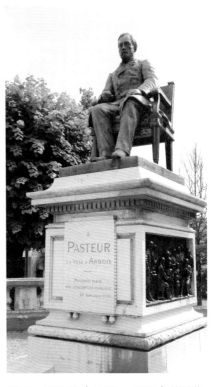

路易·巴斯德（1822—1895）的雕像

是盟友还是敌人

微生物是一个非常奇妙的世界，科学家们求知若渴的精神在这里得到了极大的满足。当人类发现微生物后，随之而来的第一个问题是：这些微生物是否与我们的生活相关，是否对我们的身体有所影响呢？

1857 年，巴斯德在关于乳酸发酵的报告中指出，除了啤酒酵母之外，在糖变成乳酸的过程中，还有乳酸酵母（即乳链球菌）在起作用。他对发酵所必需的化学物质和发酵产物的化学成分也作了较详细的分析。

1876 年，德国微生物学家科赫详细地描述了炭疽病杆状弧菌（后称炭疽杆菌）的生活史，指出了炭疽病的途径，并首次证明这是由细菌感染引起的疾病。同期也在进行炭疽研究的巴斯德发现，在埋有病尸的田地中，蚯蚓通过活动把炭疽孢子

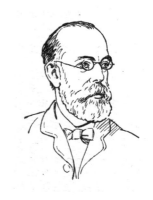

罗伯特·科赫（1843—1910），为追求真理勇于献身的"细菌学之父"。每当听说有地方暴发了原因不明的传染病，他和助手们就会第一时间赶往疫区调查病因，并指导当地居民采取预防措施。

带到地面，当牛羊取食带刺植物时，孢子随之传入体内。根据这样的生活传播史，他提出了预防炭疽的方法，但这一理论在当时受到了很多质疑。1877年，巴斯德通过100多次转移稀释实验，证明了微生物是引起传染病的致病因子。

至此，以法国巴斯德与德国科赫为代表的科学家们将微生物学的研究推进至生理学阶段，从此走上了研究微生物病理的道路。

巴氏消毒法

我们日常生活中对牛奶的需求量很大，但喝新鲜牛奶是不安全的，因为其中可能包含了大肠杆菌等多种致病菌，直接饮用容易致病。目前常用的灭菌方法分为两种：一种为高温灭菌法，也就是在95℃以上加热20分钟，高温可以增强灭菌效果，但对乳制品的风味有所影响；另一种为低温灭菌法，即在60℃以下加热30分钟，也就是巴氏消毒法，作为低温灭菌的标准，它已被世界各国广泛采用。这种低温灭菌法就是由法国微生物学家巴斯德发明的，我们把它称为"巴氏消毒法"。

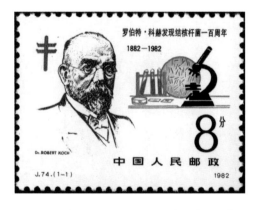

1982年3月24日，我国邮电部发行了《罗伯特·科赫发现结核杆菌一百周年》纪念邮票。左侧是科赫的肖像画，右侧是放着显微镜的工作台、试管以及放大的病菌。

1882年3月，科赫在柏林生理学会上指出结核杆菌是肺结核病的根源；1883年，他分离并鉴定了霍乱病菌；1884年，他成功地找到了霍乱交叉感染的途径、隐患，以及有效控制霍乱的方法。与此同时，在巴斯德、科赫等人工作的基础上，科学家们进一步对细菌的致病机制展开研究。俄国动物学家、免疫学家梅契尼科夫认为血细胞具有保护有机体防止感染性物质侵袭的作用，提出了细胞吞噬理论。而科赫则主张体液论，认为免疫依赖于血液和体液中诱导出来的某些因子。这些都为日后医学免疫学说的发展提供了重要的依据。

进入20世纪，随着生物化学和生物物理学研究的不断深入，以及电子显微镜和同位素追踪原子的发展，人类对微生物及其致病机制的了解突飞猛进。于是，我们逐渐知道了细菌、病毒等病原体的结构特性，所释放的毒素物质，以及人类对这些微生物及其毒素的反应等一系列过程，从而能够更清楚地解释人类患病的原因。

到目前为止，人类已经了解了不少细菌与病毒，但这仅仅是它们庞大家族中的一小部分。当人类消灭了天花，战胜了鼠疫、霍乱等传统传染病时，又有一些前所未有的新型传染病悄然出现并威胁着人类的健康。可以说，人类与这些微生物亦敌亦友，是一种相爱相杀的关系。

我们和微生物

约翰·麦克斐（John McPhee）在他的经典文章《盆地与山峦》里，以一个出色的类比刻画了我们在历史长河中的位置："倘若地球的全部历史有古英格兰的一码长，即从国王的鼻尖到他伸展开的手臂末端那么长，那么当他在指甲锉上打磨一下指甲盖的时候，就抹去了人类的全部历史。"

或者考虑另外一个类比：假如将地球过去 37 亿年的生命史压缩成 24 小时，那么，我们的类人祖先将在午夜前 47—96 秒出现，而我们自己——灵长类智人属则在午夜前 2 秒登上舞台。

为了理解浩瀚无垠的微生物世界，我们需要理解一个概念——绝大多数微生物都非常微小，100 万个微生物也不过针眼大小。但是假如你把地球上所有的微生物都聚拢起来，它们的数目将超过所有哺乳动物、鸟类、昆虫、树木等肉眼可见的生命形式的总和。此外，微生物的总质量也将远远超过这些肉眼可见的生命形式的总和。请记住这个事实：不可见的微生物组成了地球上生物量的主体，超过海洋与森林中所有的鱼类、哺乳动物、爬行动物。

没有微生物，我们将无法消化，无法呼吸；没有我们，绝大多数微生物将安然无恙。

——节选自马丁·布莱泽《消失的微生物》

传染病防控三部曲

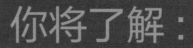

你将了解：

"黑死病"突然消失的原因

传染病的三大要素

如何阻断传染病的发生

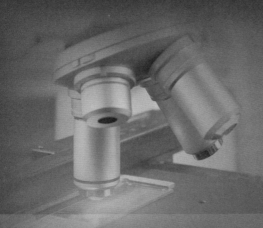

被大火附身的城市

　　我们在前文中提到，公元 14 世纪，"黑死病"在欧亚大陆和非洲北海岸恶意肆虐。当时，整个欧洲尤其是英国犹如人间炼狱，人们痛苦不堪，无时无刻不在祈祷这场瘟疫快点结束。直到 1665 年末，一场熊熊烈火（史称"伦敦大火灾"）烧毁了伦敦的大部分建筑，就连四处逃窜的老鼠也未能幸免。这时，不可思议的事情发生了，伴随着这场大火，"黑死病"也奇迹般地消失了！人们一边痛惜于火灾所造成的破坏与损失，一边又无比庆幸这场持续了 300 年的恶疾终于得以结束。

　　在这里，我们不禁要问：是大火带走了"黑死病"吗？大多数人将其归功于神灵的庇佑，科学家们则不这么认为。苦于当时有限的科学设施和技术水平，科学家们付出了诸多努力，但依然一无所获。随着时代的变迁、社会的进步，镜头转至 1894 年的香港，"黑死病"伴随着同样的场景再次向人们宣战。不同的是，在巴斯德、科赫等科学家的推动下，当时的微生物学已进入飞速发展的黄金年代。瑞士的微生物学家亚历山大·耶尔森来到香港，通过对尸体进行解剖、研究，发现了致病的细菌，并作出了详细的描述。

致病菌从何而来？科学家们发现"黑死病"的高发地区有一个共同点：卫生条件异常脏、乱、差，老鼠猖獗。在研究患者的尸体时，耶尔森也在老鼠身上找到了鼠疫杆菌，并发现这种细菌可以从一只老鼠传播到另一只老鼠身上。他当时就得出结论：致病细菌来源于老鼠。

但很多患者并没有被老鼠咬伤或直接接触老鼠的经历，老鼠身上的细菌是通过什么方式传染到人身上的呢？在耶尔森发现鼠疫杆菌之后的数年间，其他科学家作了进一步研究，并断定该细菌是通过老鼠身上的鼠蚤叮咬传播的。

至此，"黑死病"的传播途径水落石出：鼠疫杆菌生存于老鼠体内，鼠蚤叮咬了携带细菌的老鼠后再叮咬人类，造成人类患病。因此，这种病被命名为鼠疫，该细菌也称作鼠疫耶尔森菌。为了防止再次出现大规模的鼠疫，人们开始积极地开展灭鼠运动，改善卫生条件，肆虐人类社会数百年的鼠疫终于被有效地控制住了。

携带鼠疫杆菌的老鼠

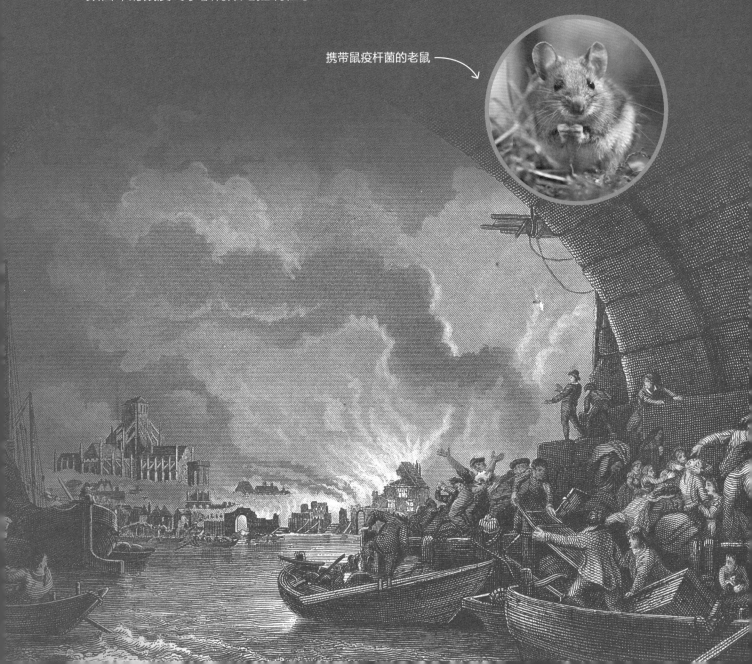

传染病的三大要素

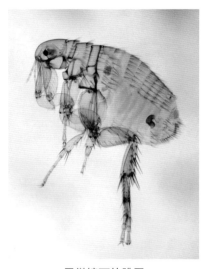

显微镜下的跳蚤

从鼠疫的故事中，我们知道了造成人类生病的微生物是鼠疫耶尔森菌。而在其他类型的传染病中，我们也找到了不同的微生物，它们统称为病原体。

正如鼠疫带给我们的启示：它如何在人群中传播扩散？哪类人群更容易感染？科学家们通过研究病原体的生活习性和特点，寻找它们与人类生活轨迹的交互点。随着不断深入的研究和分析，他们发现了传染病的一些共同特征。

首先，每种传染病都有特定的传染源。以鼠疫为例，鼠疫杆菌引发了鼠疫，但它们来源于老鼠，可以长期存在于老鼠体内。当大火烧死了老鼠，鼠疫杆菌也随之消失了，所以老鼠就是鼠疫的传染源！传染病学发展到今天，科学家和医生们发现不同的传染病都有各自的传染源，如携带病原体的各种野生动物、家畜或患病的人群。其次，病原体往往通过特定的途径感染人类。比如，鼠疫杆菌通过鼠蚤的叮咬在病鼠和人类之间传播，结核杆菌通过咳嗽、打喷嚏等从患者传播到健康者，登革热病毒通过蚊虫叮咬在人群间传播。科学家们尝试对已发现的传染病传播方式进行分类，并归纳出以下几种途径：空气传播、接触传播、虫媒传播、血源传播、水源传播、粪口途径传播、性传播等。

那么，是否每个人都会被这些病原体感染呢？当然不是。虽然大部分传染病可以感染所有人，但是否易感取决于传播途径。我们将这类容易感染的人群称为易感人群。

奏响防疫"三部曲"

根据以上这些共同特征，研究者们提出了有效防控传染病的三部曲：控制传染源、切断传播途径、保护易感人群。

病原体是疾病的罪魁祸首，从源头开始杀灭病原体，可以有效避免疾病的发生。但微生物都是肉眼看不见的，我们该如何消灭它们呢？科学家们发现，所有的病原微生物都需要一个寄存的对象，比如老鼠、水生动植物、野生动物或人，我们把这些寄存对象称为宿主，也就是传染源。为了避免被传染，我们要尽可能地远离宿主或把宿主隔离起来，也就是控制传染源。在鼠疫的故事中，大火烧死了老鼠，从而消灭了鼠疫的宿主，鼠疫便终止了。

当然，现实生活中，并非每一个宿主都可以被隔离或消灭。当某些疾病的宿主是人类或牲畜时，我们该怎么办呢？在这种情况下，我们可以从切断感染病原体的途径入手。如果病原体通过呼吸道飞沫传播，我们须佩戴口罩，保持社交距离，同时勤洗手；如果通过水源传播，我们可以通过净化消毒水源、饮用煮沸的水来避免传染；如果通过蚊虫叮咬传播，我们可以采取灭蚊以及蚊帐、驱蚊水等防蚊手段；如果通过粪口途径传播，我们要对排泄物进行管理、消毒，养成饭前便后洗手的习惯，不食生食……不同的传染病有不同的传播途径，只有对症下药，从各自的途径入手进行干预，切断传播途径，才能降低传播概率。

灭螺行动

血吸虫是一种寄生虫，长期生活在我国长江、珠江流域以及多个湖泊水泽地区。从古至今，这些地区的人民都饱受血吸虫之苦。

中华人民共和国成立后，通过对血吸虫的深入研究，科学家们发现，血吸虫在感染人类之前必须要有一个中间宿主——钉螺。自 20 世纪 50 年代起，我国开始大规模开展灭钉螺运动。此后，我国血吸虫病发病率明显下降，可见消灭钉螺对控制血吸虫病的传播产生了深远的影响。

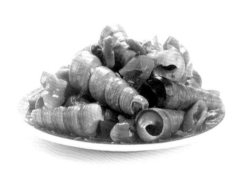

麻辣钉螺看似美味，实则"暗藏杀机"

但还有一部分传染病，既无法控制传染源，又无法完全切断传播途径，这可如何是好？科学家们发现，那些得了传染病后被治愈的患者能够对这种病产生抗体，这是人体对病原体产生的免疫力。于是，科学家们利用这个原理开发研制了疫苗，用于保护那些没有得过病以及容易再次感染的人群。

在我们的日常生活中，很多传染病的防控都离不开这三部曲，它们相互交织，相互配合，少了其中任何一个，效果都会大打折扣。以我们最熟悉的流感为例。确诊流感的病人应尽早去医院隔离治疗，出行佩戴口罩，这是对传染源的控制；由于流感病毒主要通过咳嗽、打喷嚏等造成的飞沫传播，因此我们提倡少去人群密集的场所，勤洗手，不用手触摸眼鼻口，免疫力低下的人应佩戴口罩，这些都可以切断传播途径；在流感高发季节，可提前注射流感疫苗，使体内产生对流感病毒的特异性抗体，这是对易感人群的保护。

全球第一个被完全消灭的传染病

　　天花是一种历史悠久的烈性传染病。我们在前文提到，15世纪，西班牙人侵略美洲大陆，同时带去了很多传染病，天花就是其中之一。美洲大陆的土著居民因为感染天花丧失了战斗力，而来自欧洲的士兵们却几乎不受影响。这是因为当时的欧洲大陆早就出现过天花等各种传染性疾病，大部分士兵已拥有了对这些疾病的免疫力，不易再次感染。后来，医生们根据这个原理，将天花病人的脓物接种到普通人身上，以此来预防天花。但这种方法也存在很大的风险，很多人因接种不当而丧命。

　　到了18世纪，一名英国乡村医生约翰·菲斯特偶然发现，凡是得过牛痘（这种病和天花类似，但要温和得多）的人对接种天花病人脓物这种方法毫无反应，而且对天花有抵抗力。他当时就认定牛痘和天花之间存在一定的联系，可惜的是他并没有进行深入研究。大约30年后，英国医生爱德华·琴纳通过对牛痘的形态特征等进行分析，发现接种牛痘不仅可以有效预防天花，副作用也不大。琴纳将此法推广，使欧洲民众免受天花之苦。琴纳也被称为"免疫之父"。之后的数百年间，科学家们继续研究牛痘，并通过生物学方法进一步减少牛痘的副作用。终于，1979年10月26日，世界卫生组织在肯尼亚首都内罗毕宣布：全世界已经彻底击败了天花病。目前，天花是世界上唯一被消灭的传染病。

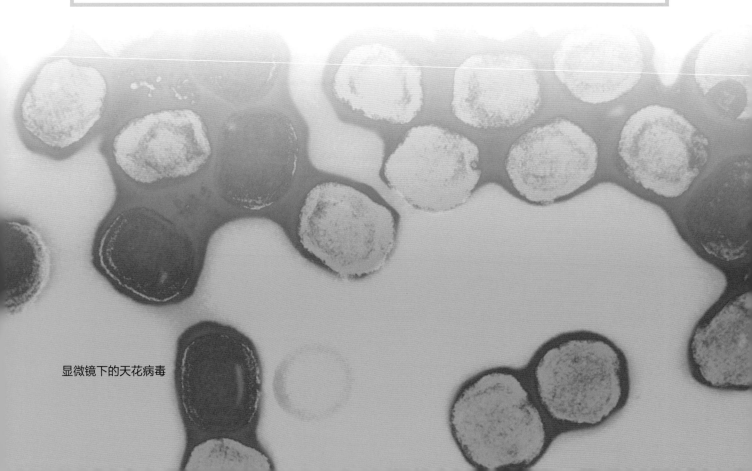

显微镜下的天花病毒

你将了解：

疫苗和抗生素的发现过程

疫苗对人类的贡献

抗生素的黄金时代

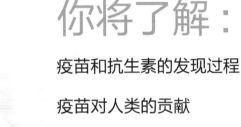

数千年来，人类饱受各种瘟疫的折磨。在很长一段时间内，一旦罹患"瘟疫"，人们只能通过祈祷来获得些许安慰，即使侥幸存活下来，也将其归功于"神灵的庇佑"，可惜的是，幸运儿少之又少。因此，在遥远的旧时代，"瘟疫"就预示着"死亡"。

直到 17 世纪，荷兰商人安东尼·范·列文虎克用手工显微镜观察到细菌，这才为人类打开了微观世界之门。在此后的数百年间，人类了解到，数千年来令人闻风丧胆的多种疾病，都与这些看不见摸不着的微生物有关。随着研究的不断深入，科学家和医生们逐步掌握了这些微生物引发疾病的途径与致病原理，并根据这些原理作进一步探索，找到了治愈患者及减少疾病传播的方法。其中最重要的两个发现就是疫苗和抗生素。

疫苗：铸就免疫之盾

在前文中，我们了解到传染病的三大要素是传染源、传播途径和易感人群。

对绝大多数民众而言，若能在患病前就获得一种自我保护的能力，那是再好不过的事情了。

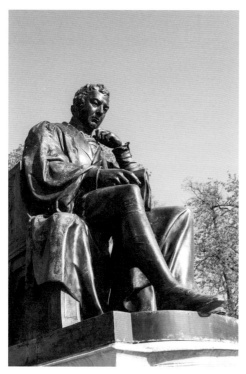

爱德华·琴纳（1749—1829）的雕像

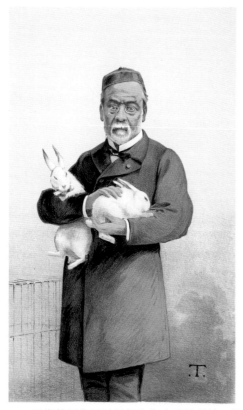

巴斯德用兔子脑组织作为病毒培养基，从而培养得到减毒病毒株，再制成狂犬病疫苗。

早在中国古代，我们的祖先就发现，在天花这种烈性传染病中幸存下来的人和其护理者都不会再次感染天花。受此现象启发，他们将沾有天花患者疤痂的衣物让儿童穿戴，或将天花患者身上的痂皮磨成粉末让儿童吸入，果然成功降低了儿童的天花发病率。但由于当时条件有限，方法也很"简单粗暴"，仍有约 1% 的儿童感染上天花。这种俗称"种痘"的方法虽然没有被广泛采用，但作为疫苗的雏形，对人类日后征服天花产生了积极的影响。

到了 18 世纪，我国预防天花的方法传入欧洲。与此同时，欧洲的乡村医生和一些农夫发现把牛痘的脓液接种到人体上可预防天花，并率先在家人身上开始尝试，但这种方法非常烦琐，前后需要近 6 周的时间，且成功率不高。18 世纪末，英国医生爱德华·琴纳注意到得过牛痘的挤奶女工似乎能够对天花免疫。经过一系列调查和验证，1796 年，琴纳冒险做了一个试验，他找到一位感染了牛痘的挤奶女工，在她皮肤的水泡上划了一针，再用这根针划破一个既没有得过天花也没有出过牛痘的小男孩的皮肤。果不其然，第二天男孩就出现了低烧的症状，而且被针划破的皮肤上出现了小水泡。数天之后，小男孩的体温迅速恢复正常，水泡也没有增多，只在针眼处留下一块小小的疤痕。琴纳怀着忐忑的心情，再次用刺破过天花水泡的针划破这个小男孩的皮肤。奇迹发生了，在接下来的数周内，这个小男孩既没有发热也没有出疹，安然无恙。

琴纳将试验结果整理成报告递交给英国皇家学会，可当时的医学界权威人士却对此嗤之以鼻。幸运的是，琴纳通过接种牛痘预防天花的消息在民间不胫而走。当天花疫情再次来袭时，许多人都跑去找琴纳接种牛痘，并且再也没有染上过天花。在琴纳去世 50 年后，接种牛痘预防天花的方法终于得到了官方的认可：1874 年，德国成为全世界第一个在法律上规定通过接种牛痘来预防天花的国家。作为医学界一大里程碑式的壮举，琴纳的天花接种试验为今后的免疫学之路指明了方向。

为什么接种牛痘可以预防天花？在这里，我们不得不再次请出伟大的微生物学家及"疫苗之父"——巴斯德。巴斯德在实验室工作时发现，与野生型病菌（自然界天然存在的病菌）相比，实验室培养的病菌的毒力要弱得多。但被这些毒力减弱的病菌感染后，实验室的动物仍然对这类病菌产生了抵抗力。这种抵抗力是病菌进入人体后产生的抗体或免疫保护，与病菌本身的毒力强弱无关。于是，他挑选部分免疫原性强的病菌进行培养，用物理或化学的方式将其减毒或灭活后再次提纯，成功地研制出鸡霍和人工炭疽减毒活疫苗。紧接着，巴斯德趁热打铁，又进一步研制了狂犬病疫苗。由于狂犬病的病原体是病毒，而当时的技术并不能有效分离出病毒，因此巴斯德用兔子脑组织（当时已证实患病动物的脑组织或脊髓中存在狂犬病病毒）作为病毒培养基来培养得到减毒病毒株，再制成疫苗。最终，狂犬病疫苗大获成功，将无数人从死亡线上拉了回来。

在巴斯德研究的基础上，疫苗迎来了黄金时代：1896 年，柯利等人制成了霍乱灭活疫苗；1921 年，卡默德和介兰制成了减毒卡介苗，并逐步改良；之后，白喉破伤风疫苗、鼠疫疫苗、伤寒疫苗等 30 多种疫苗相继成功研发。

随着生命科学、遗传及免疫学科在 20 世纪中期的飞速发展，科学家们在原有疫苗研制的理论基础上融入最新的科学理念和技术，对传统疫苗作出了进一步的改良。一些无法使用传统免疫技术制备的疫苗也在新兴科技的推动下逐步问世，如重组疫苗、核酸疫苗等。

乙肝疫苗保护中国宝宝

我国是乙肝大国。2014 年，世界卫生组织公布的流行病学调查显示，中国乙肝病毒携带者总数约为 7400 万。

在我国，乙肝的主要传播途径是母婴传播，因此，阻断母婴传播、保护乙肝病毒感染者的孩子，是我国乙肝防治的重中之重，乙肝疫苗的研制和应用问题也尤为突出。

"七五"期间，我国完成了乙肝疫苗血源性向重组型的转变。1989 年，我国引进重组酵母乙肝疫苗的研制方法，使乙肝疫苗制备更加完善。

自 2010 年在全国全面推广新生儿乙肝疫苗联合乙肝免疫球蛋白阻断以来，我国新生儿的乙肝感染率显著下降，控制在 5%—10% 左右。

近年来，伴随着人们生活方式的改变，以及医疗技术和微生物学科的长足发展，全球各地在传统传染病之外又新发现了 40 余种致人传染病的病原体，如 HIV 病毒、人感染高致病性禽流感 H5N1 病毒、SARS 病毒、埃博拉病毒、MERS 病毒等。很多病原体由于发现时间短，存在基因变异等情况，因此为人类疫苗的制备带来了更艰巨的挑战。目前，疫苗除了在预防疾病的过程中发挥基础作用外，还被广泛应用于治疗，尤其是肿瘤的治疗。肿瘤疫苗开发一跃成为新的研究领域。

抗生素：利刃出鞘，所向披靡

如果我们把疫苗比作抵御疾病的盾牌，那么在和病原体搏斗的过程中，我们还需要一把锋利的剑，这把利剑就是抗生素。

人类发现抗生素的历史只有短短的 100 年。古代中国人和美洲的印第安人都曾用发霉的食物或植物，如红米曲、发霉的面包、玉蜀黍等来治疗皮肤伤口化脓、肠道感染等。但当时他们并不知道其中的原理，只把它们当作世代相传的经验罢了。直到19 世纪微生物学和病理生理学诞生，科学家们有了理论基础的支持，才开始全力寻求控制致病微生物的办法。

就这样，一代又一代科学家在不懈地努力着。19 世纪末，英国科学家罗伯茨首次发现了真菌生长可以抑制细菌生长的现象。随后，著名的微生物学家巴斯德和朱伯特在实验观察中发现微生物能抑制动物尿液中炭疽杆菌的生长。他们认为微生物的某些产物可能是治疗感染性疾病的药物。

镜头转至 20 世纪。1908 年，德国医生埃尔利希发现了一种化合物——砷凡纳明（又名：化合物606）。这种化合物可以有效杀灭梅毒螺旋体，但因副作用较大，所以未被大力推广。随后，砷凡纳明很快被另一种更安全有效的药物所取代，它就是赫赫有名的青霉素。

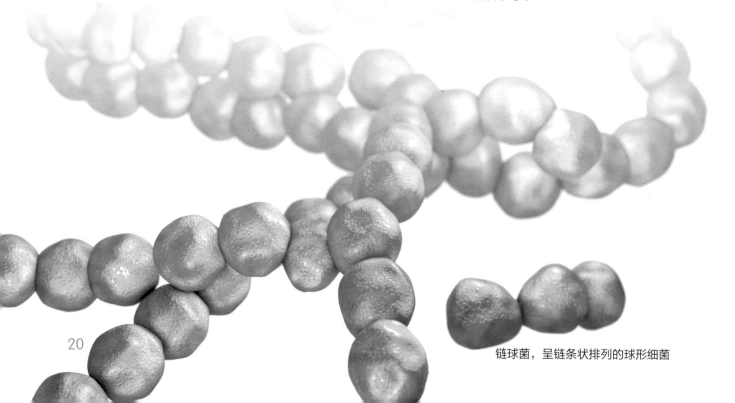

链球菌，呈链条状排列的球形细菌

一次幸运的过失

亚历山大·弗莱明是伦敦圣玛丽医院的一名医生。1928年，正值壮年的他致力于研究攻克葡萄球菌的办法。葡萄球菌感染在外伤或术后的感染中最为常见，当时的医生对此束手无策，很多人因此丧命。

弗莱明在实验室里用培养皿培养出葡萄球菌，并尝试用各种药剂去消灭它们。可惜的是，实验总是以失败而告终，他感到前所未有的心灰意冷，也渐渐减少了去实验室的频率。直到9月的某一天，弗莱明再次来到实验室，发现其中一个培养皿里长出了一团青绿色的霉毛，这显然是由潮湿的气候导致的霉菌滋生。弗莱明很懊恼，自己辛辛苦苦培养的葡萄球菌没有了。正当他犹豫要不要扔掉这个被污染的培养皿时，一个想法掠过脑海：我为什么不先观察一下再扔呢？他把这个培养皿拿到显微镜下。"天哪！"弗莱明热血沸腾地叫起来，因为他发现青色霉菌团附近的葡萄球菌都死了！

"这不就是我数年来苦苦寻找的结果吗？这个霉菌团难道就是消灭葡萄球菌的良药？"弗莱明立即着手培养这种青色的霉菌，并将培养液过滤后滴入葡萄球菌中。果不其然，培养液中的葡萄球菌几小时内全部死亡。他再将滤液冲稀800倍后滴入葡萄球菌中，发现它居然仍能杀死葡萄球菌！

弗莱明把这种培养液命名为青霉素。他把青霉素注射到小白鼠体内，又滴入白兔的眼中，确认并无不良反应。1929年，弗莱明把这个发现写成论文并发表在《新英格兰医学杂志》上。但由于弗莱明仅在论文中提到青霉素可能是一种抗菌素，并没有开展观察青霉素治疗效果的系统性试验，也未对患病的动物进行注射以验证效果，因此他的论文并没有引起当时医学界的重视。弗莱明本人也因技术原因，一直未能找到提纯并生产稳定的青霉素的方法。就这样，刚刚问世的青霉素立刻被"打入冷宫"。

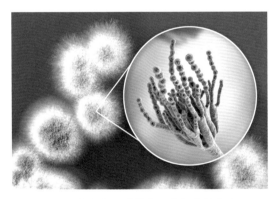

不起眼的青色霉菌带来了青霉素的发现

1938年，英国医生佛罗理和钱恩在研究溶菌酶时从文献中发现了弗莱明的论文，于是开始继续青霉素的研究工作。他们借助过滤、浓缩、提纯、干燥等方法得到了粉末状的青霉素，并通过动物实验证明了青霉素对链球菌、白喉杆菌等细菌感染有良好的治疗作用，且副作用极小。他们认为这是一种极有临床价值的新型抗菌药，随后于 1941 年进行了第一次青霉素治病的临床试验，实验结果令人欣喜。

1944 年，英、美两国科学家共同合作，终于摸索出了大批量生产青霉素的方法。也正是青霉素的横空出世，拯救了"二战"时期的盟军。1945 年，发现青霉素的三名医生——弗莱明、佛罗理、钱恩，共同荣获诺贝尔生理学和医学奖。

除了与原子弹、雷达并称为"第二次世界大战期间的三大发明"的青霉素，还有一种药物的故事也充满传奇色彩，它就是磺胺药。1932 年，德国化学家在染料的合成过程中偶然发现了一种红色的偶氮化合物——百浪多息。它具有一定的消毒作用，可用于丹毒等疾病的治疗，但因在实验室的研究过程中并未展现出灭菌的功效，所以一直不受重视。直到德国化学家杜马克对其展开研究，百浪多息才算遇见了真正的伯乐。

杜马克用百浪多息治愈了感染溶血性链球菌的小白鼠，并发现它对兔子、狗有同样的效果。1935 年圣诞节前夕，杜马克的女儿不小心摔倒，因针头刺入手掌引发链球菌感染，生命垂危。紧要关头，他不禁想到了百浪多息。但这种只在动物身上起作用的药物对人体是否同样有效，它会不会伤害到我的孩子？经过一番激烈的思想斗争，他毅然决定尝试百浪多息。这一夜显得格外漫长，饱受煎熬的杜马克和妻子守在女儿床边，焦急万分。第二天清晨，当女儿醒过来说"爸爸，我感觉好多了"时，杜马克和妻子才放下心来。女儿的痊愈，让杜马克越发坚定了进一步研究百浪多息的决心。后来，来自法国巴斯德研究所的特雷福埃尔和他的同事也加入研究的行列，他们认为百浪多息之所以在人体外毫无效果，而在人体内发挥作用，是因为它进入人体后产生了某种物质——氨苯磺胺。至此，百浪多息的神秘面纱被揭开，磺胺药物在医学界名声大噪，杜马克也因此获得了 1939 年的诺贝尔生理学和医学奖。

随着青霉素、磺胺药的发现，抗生素的研究和发现进入了井喷时期，一时间百花齐放，硕果累累。1943 年，美国科学家在土壤里的放线菌中提炼出链霉素；1945 年，意大利科学家在萨丁岛海岸的一个排污口附近发现了能产生抗菌物质的顶头孢霉菌，经过进一步分析、提取，人工合成了头孢类药物；还有土霉素、金霉素、氯霉素、制霉菌素、卡那霉素、喹诺酮类药物……抗生素的种类越来越多，科学家的研究也进入系统化和产业化生产的阶段。

截至 2005 年，抗生素家族的成员已增加到 133 个，它们为人类的健康事业作出了卓越的贡献——得益于抗生素的使用，很多以前无法治愈或生存率很低的疾病都得到了有效的治疗。而治愈往往也是最好的预防，因为每治愈一位病人，就相当于消灭了一个传染源。100 年来，抗生素延长了人类的平均寿命，人类的"天敌"逐渐从感染性疾病变为肿瘤、心血管疾病等其他疾病。但我们也要知道，任何事物都有两面性，抗生素在医学上的大量或不当使用也带来了很多不良后果。我们将在后文带大家一探究竟。

2

都是病毒惹的祸

流感:
第一次世界大战的终结者

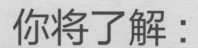

你将了解:

大流感的三波疫情

如何区分流感与普通感冒

如何降低感染流感的风险

提起流感,很多人可能不以为意,觉得"区区流感,何足挂齿"。但你知道吗? 100 年前,一场大流感差点摧毁了人类文明——全球大约四分之一的人口被感染,死亡人数达到 5000 万至 1 亿,远超中世纪以来黑死病等瘟疫所造成的死亡人数。很多人认为这场席卷全球的大流感发源于西班牙,然而事实的真相究竟是什么呢?

1918 年大流感的身世之谜

1918 年,正是第一次世界大战开战后的第四年。2 月底,来自美国堪萨斯州的年轻人格切尔应征入伍,在方斯登营区做一名厨师。格切尔的家乡哈斯克尔是一个以畜牧业为生的小镇。早在年初,镇上有些人就患上了一种奇怪的感冒,严重者甚至死亡。格切尔回小镇探亲后返回营地不久就发烧病倒。同时,上百名士兵也出现了类似的症状:发烧 40 度左右,喉咙灼热,全身酸痛。短短几周,疫情便在方斯登营地扩散开来,并随着美军部队的跨国调动,一路抵达法国、意大利等国家,随后在德国军队暴发,大大削弱了德军的战斗力。

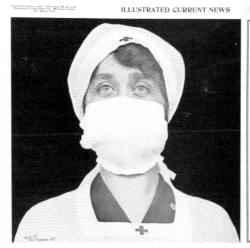

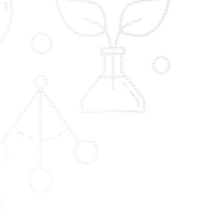

1918 年 10 月，大流感流行期间，一名戴着口罩的红十字会护士登上了报纸。

1918 年 6 月，流感肆虐西班牙，上至国王下至民众，约 800 万人感染此病。由于西班牙作为"一战"中立国，新闻不受管制，随着媒体对疫情的广泛报道，这场起源于美国中部的流感被阴差阳错地命名为"西班牙流感"。谁也没有想到一名普通美国士兵的感冒最终竟然蔓延至全球，如蝴蝶效应一般，对整个世界产生了难以磨灭的影响。

1918 年夏末，流感病毒发生强致死性变异，从出现症状到发病身亡最短只需几小时。令人不解的是，这场流感中一半的死者竟都是健壮的年轻人。受到流感重创的德军节节败退，最后终于缴械投降，第一次世界大战落下帷幕。

1919 年 1 月，全球性流感疫情再次暴发，连美国总统威尔逊都不能幸免。万幸的是，这次的流感变得温和了，杀伤力大不如从前，人类文明终于逃过一劫。

启示

随着现代分子生物学技术的发展，20 世纪末，美国科学家陶本伯格终于成功分离出 1918 年大流感病毒的全部基因片段，人类第一次在基因层面目睹了病毒的全貌。正如约翰·M. 巴里在《大流感：历史上最致命瘟疫的史诗》一书中所言："当科学不仅仅致力于'我能知道什么'，更重要的是改变其研究方法并改变'我如何得知'的答案时，现代科学尤其是现代医学的革命开始了。"尽管充满悲伤与绝望，但 1918 年的大流感仍然留下了许多宝贵的历史遗产——除了公共卫生系统的完善，各国还意识到了联合抗击疫情的重要性，开始在全球范围内讨论国际卫生合作，这也为 1948 年 4 月 7 日世界卫生组织的成立奠定了基础。

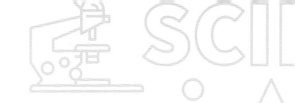

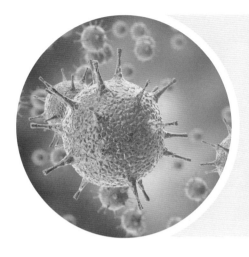

病毒小档案

流行性感冒病毒，简称流感病毒，分甲、乙、丙三型

呈球形或丝状，规则对称，带刺突，直径 80—120 纳米

容易变异，可引起人、禽、猪、马、蝙蝠等多种动物感染和发病

耐寒不耐热，100℃ 1 分钟或 56℃ 30 分钟可灭活，对常用消毒剂和紫外线敏感

流感病毒：最熟悉的陌生人

"病毒突变"是科学家们最担心的问题，这就像射击场上的固定靶突然变成了移动靶，往往让人措手不及。

流感病毒就是一种擅长易容术的病毒，为了躲避免疫系统的追踪，它们使出浑身解数，不断地进行变异。甲型流感按 H、N 两个不同的抗原分为若干亚型，从 H1 到 H16，从 N1 到 N9，H、N 自由组合，总在不经意间向人类发起进攻。在甲、乙、丙三大流感病毒家族中，甲型流感病毒战斗力最强，每隔 2—3 年可发生一次小变异，十几年就会改头换面产生新的强毒株，往往可引发世界性大流行。那么，在 1918 年大流感的第二波疫情中，为什么身强体壮的年轻人反而死亡率更高呢？根据现代医学的推测，该流感病毒变异株可引起人体免疫系统的过激反应。也就是说，免疫细胞在攻击病毒的同时释放多种细胞因子，在人体内展开了一场自我毁灭性战斗，"杀敌一千，自损八百"，越是身强体壮的年轻人，免疫反应可能越激烈，导致免疫系统功能失调，破坏宿主组织、器官功能，免疫损害严重者可致死亡。

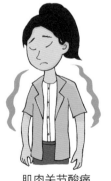

肌肉关节酸痛

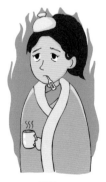

发热

流感的潜伏期较短，一般为1—3天。患者发病急，初期有头痛、怕冷、发热、乏力、肌肉酸痛、咽喉肿痛、流鼻涕、咳嗽等症状，轻症者发病后3—4天开始恢复。作为病毒界的元老，流感病毒当然不愿就此作罢，于是唤来一帮"兄弟"助阵，如肺炎、心肌炎、脑膜炎等。一旦出现类似的并发症，患者的病程就会延长，严重者甚至死亡。

老虎从来不是猫

流感传染性强，流行面广，发病率高，堪称全人类的健康危机。正如作家杰里米·布朗在《致命流感：百年治疗史》中所说："从文明出现曙光至今，流感就一直伴随着我们，它困扰着地球上所有的文明与社会。"

"突然暴发"和"迅速扩散"是流感的主要特点。由于流感病毒通常潜伏在病人的鼻涕、痰和唾液中，因此传播途径主要包括两种：一是飞沫或气溶胶传播，当患者咳嗽或打喷嚏时，流感病毒会趁机侵入他人的呼吸道；二是接触传播，当人们用手触摸被流感病毒污染的物体，再接触自身的口腔、鼻腔或眼睛黏膜时，也会感染流感。

流感的另一狡猾之处在于，它经常伪装成普通感冒，然而真相是：流感不是感冒，就像老虎从来不是猫！

	普通感冒	流感
病原	鼻病毒、腺病毒、呼吸道合胞病毒等上百种病毒	流感病毒
传染性	弱	强，容易聚集性暴发
季节性	季节性不明显	四季皆可，秋冬季为主
症状	鼻塞、流鼻涕、咽痛、咳嗽，不发热或中低热，全身症状不明显	多数发病急，怕冷，高热39℃—40℃，服用退烧药后体温下降不明显，头痛、咽痛、全身肌肉酸痛、四肢无力，有时会出现腹痛、呕吐等症状（全身症状大于局部症状）
并发症	并发症较少，偶见中耳炎	易引发肺炎、心肌炎、脑膜炎等

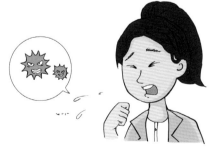

飞沫或气溶胶传播

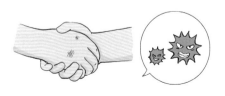

与患者接触（被污染的手）

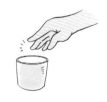

与被污染的物品接触

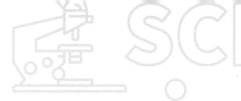

应对流感，防重于治

2012年2月9日，《自然》杂志发表题为《直面流感》（*Facing up to flu*）的社论文章，称"全世界对于应对任何类型的流感大流行准备得都不够充分，其中，不能够生产足够有效的流感疫苗是目前面临的最大挑战"。因为流感病毒变异性强，极难控制，人类目前尚未研制出覆盖所有类型流感病毒的万能疫苗，所以应对流感，预防仍是第一位的。

除了定期注射流感疫苗之外，良好的生活习惯和卫生习惯也是对抗流感的有力武器。我们平时应该健康作息，积极锻炼，加强营养，多吃富含蛋白质及维生素的食物，增强身体素质，提高免疫力。同时，戴口罩、勤洗手、勤换衣、勤晒被，室内保持清洁和通风。流感高发季，尽量少去人员密集的公共场所，避免接触呼吸道感染患者。如果不幸染上流感，应及时就医，自我隔离，以防传染给他人。

七步洗手法

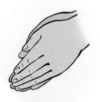

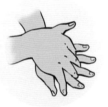

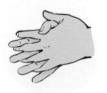

1. 掌心搓掌心

2. 掌心搓手背
两手互换

3. 手指交叉指缝
相互揉搓

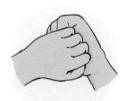

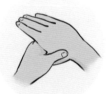

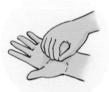

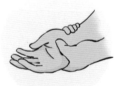

4. 两手互握
互擦指背

5. 拇指在掌心转动
两手互换

6. 指尖摩擦掌心
两手互换

7. 螺旋式擦洗手腕

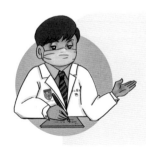

流感病毒不容小觑，预防大流行从我做起。

流感患者主动戴口罩，与周围的人保持距离。

平时健康作息，合理膳食，锻炼身体，注意手卫生。

高发季节前打疫苗保护。

肝炎：
隐形的生命威胁

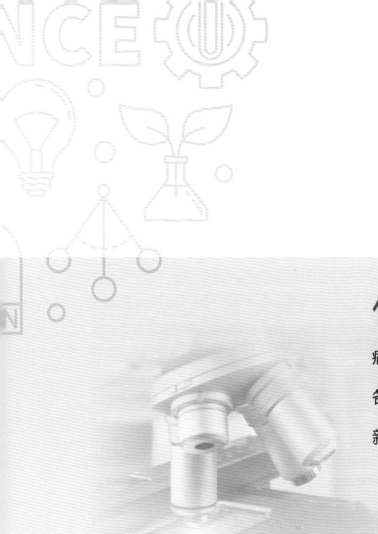

你将了解：

病毒性肝炎的典型症状

各型病毒性肝炎的传播途径

新生儿如何正确接种乙肝疫苗

顾名思义，肝炎就是肝脏出现炎症，通常由病毒感染、过量饮酒、暴饮暴食或不合理用药等引起。除了病毒性肝炎以外，其他肝炎都没有传染性。病毒性肝炎分为甲、乙、丙、丁、戊五型，其中最受关注的是乙肝和丙肝，因为这两种病极易慢性化并发展为肝硬化和肝癌。1992 年的全国性调查结果显示，我国乙肝感染率达 9.8%，约 1.2 亿人感染。"十人一乙肝"的局面，导致我国至今没能摘掉"乙肝大国"的帽子，就连许多名人也深受乙肝病毒的困扰。

当他们得了乙肝后

2005 年 4 月 10 日，著名画家、导演陈逸飞溘然长逝。好端端的一个人怎么会突然去世呢？据陈逸飞的保健医生周教授介绍，导致陈逸飞死亡的原因是肝硬化引起的胃部静脉曲张破裂大出血。"至于引起肝硬化的原因，则是他几十年不愈的慢性乙型肝炎。"回忆起陈逸飞患病后的治疗过程，周教授言语间不无痛惜之意："（他）太忙太累，治疗常是三天打鱼两天晒网，用药断断续续，不正规，完不成疗程，所以难以奏效。而一时的治疗无效，使他的信心下降，更加不能坚持治疗。所以，许多疗效不错的方案，在他身上不起作用。"

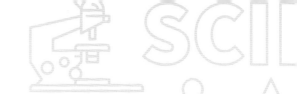

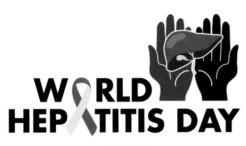

每年的 7 月 28 日是"世界肝炎日"

2005 年 9 月 1 日，北京八宝山公墓第一告别室里聚集了上千人，众多演艺界人士和影迷从四面八方赶来，只为送著名演员傅彪最后一程。两天前，傅彪在北京某医院病逝，年仅 42 岁。罹患肝癌晚期的他，在确诊后短短一年内经历了两次换肝手术，但仍然未能逃过最后一劫。他走时，体内的癌细胞已遍布整个肝脏，甚至侵犯到了肺部和气管，最终扼住了呼吸。傅彪的主治医生在接受采访时称，傅彪是因十几年的乙肝发展成肝硬化后诱发肝癌的。此外，平时过度劳累、作息不规律、饮食不规律、酗酒，也是导致他病情恶化的原因。

2006 年 8 月 30 日，"天王"刘德华在肝炎防治宣传教育活动的即兴发言中坦承自己是一名乙肝病毒携带者。刘德华滴酒不沾在圈内是出了名的。当然，他并非不会喝酒，而是因为酒精伤肝，医生叮嘱他不能喝。每隔三个月，他就会去医院做一次检查，评估体内的病毒水平。此外，由于他常年保持着健康、良好的生活作息，他身边的人也无一被传染。在致全国乙肝患者的一封信中，他这样写道："我希望通过自己的亲身经历告诉大家，我们应该以积极的心态来面对这个挑战。只要充分配合医生，在医生的指导下树立正确的治疗观念，坚持长期抗病毒治疗，生活的精彩完全可以掌握在自己手中！"

启示

预防肝癌，控制肝炎是关键。三位名人对待乙肝的态度不一样，最终的命运走向也完全不同。作为"乙肝防治宣传大使"，刘德华不仅在公开场合坦承自己是乙肝病毒携带者，还呼吁社会正确认识乙肝，消除对乙肝的歧视，这对乙肝人群来说是极大的慰藉和鼓励。相比之下，陈逸飞、傅彪的离去令人扼腕叹息，同时也发人深省：如果当初他们能够多重视一点自己的身体状况，减少应酬，注意休息，配合医生的治疗，也许就不会酿成日后的悲剧。

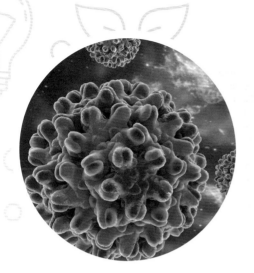

病毒小档案

肝炎病毒，主要包含甲、乙、丙、丁、戊五种，英文简称 HAV、HBV、HCV、HDV、HEV

除乙肝病毒为 DNA 病毒外，其余均为 RNA 病毒

主要攻击肝脏

不在沉默中爆发，就在沉默中灭亡

在肝炎家族中，甲肝和戊肝多为急性传染，来得快，去得也快，病程一般不超过半年。丁肝较为少见，往往在乙肝病毒感染的基础上引起重叠感染。乙肝和丙肝的危害最大，可引起长达几十年的慢性感染。

请把双手放在胸口，稍稍用力往下压，你能感受到硬硬的肋骨，它们就像一个鸟笼保护着内部的器官，其中位于右侧底部的便是肝脏。这个"沉默的器官"肩负着合成全身所需蛋白质的重任，即使受到伤害也毫无怨言，只是偶尔出现腹泻、便秘的症状。它的再生修复能力也很强，健康者的肝脏哪怕被切掉小半个，一段时间后又会恢复原来的大小。正是因为肝脏如此"忍辱负重"，所以乙肝、丙肝病毒感染在早期很难被察觉。

当病毒发现自己的存在并未引起人体的警觉时，便开始疯狂繁殖，直到肝脏再也抵挡不住病毒的侵害，各种肝功能失常的症状相继出现：眼白、皮肤发黄，出现"黄疸"；恶心，呕吐，厌油腻；因缺少蛋白质而营养不良；腹胀，严重者尿色变深，极度乏力、疲倦，肚子胀得

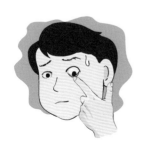

黄疸

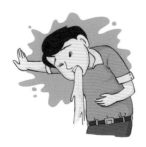

呕吐

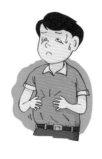

腹胀

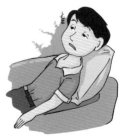

乏力

像气球；全身皮肤、鼻腔、牙龈出血，甚至突然剧烈呕血……从肝硬化进一步恶化为肝癌后，整个人极度消瘦，离死亡仅一步之遥。

5岁以下儿童是乙肝慢性化高危人群

甲肝、戊肝主要通过粪口途径传播，被感染者的粪便污染的水和食物，特别是水生贝类如毛蚶等，是引起甲肝、戊肝暴发流行的主要原因。

乙肝、丙肝、丁肝则和艾滋病一样，主要通过血液、性接触和母婴途径传播。其中，母婴传播是我国乙肝感染率居高不下的一个重要原因。怀孕时，母体和胎儿的血液成分发生交换；或分娩时，胎儿通过产道不慎发生感染。

在不同年龄感染乙肝病毒，获得的免疫力也大不相同。若5岁后感染，发展为慢性乙肝的概率仅为5%—10%；若5岁前感染，概率约为25%—30%；若在母亲的子宫里或分娩时感染，则很难获得良好的免疫力，慢性感染的概率高达90%，甚至有可能发展成肝硬化或肝癌。由此可见，5岁以下的儿童，尤其是新生儿，感染乙肝病毒后慢性化的危险性最大，随着年龄的增长，慢性化的概率也越来越低。

须强调的是，在日常生活中共用餐具、拥抱、接吻、握手，以及咳嗽、打喷嚏等行为并不会传播乙肝病毒，所以大家无须"谈乙肝色变"。

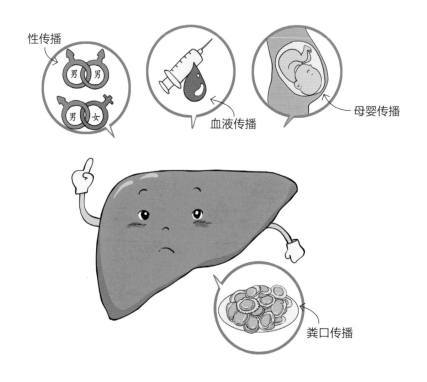

性传播

血液传播

母婴传播

粪口传播

"人生第一针"从乙肝疫苗开始

2010 年 5 月，世界卫生组织决定，从 2011 年起，将每年的世界肝炎日从 5 月 19 日变更为 7 月 28 日，因为这一天是乙肝病毒发现者、诺贝尔奖得主巴鲁克·布隆伯格的生日，他后来还研发出了乙肝病毒的诊断检测方法和疫苗。

目前，甲肝、乙肝和戊肝都可通过接种相应的疫苗获得终身免疫力。其中，及时、全程、规范地接种乙肝疫苗，是对付乙肝病毒最有效的武器。2002 年，乙肝疫苗被纳入全国儿童计划免疫范围，成为大多数孩子的"人生第一针"。也就是说，凡是在有资质的医院产房里出生的孩子，都可享受国家免费提供的乙肝疫苗。按照规定，新生儿在出生后 24 小时内必须接种乙肝疫苗，之后的 1 个月和 6 个月再分别注射第二剂和第三剂疫苗，这样才能获得足够的免疫力。

至于丙肝，虽然现在尚无法提供安全有效的疫苗，但通过采取有效措施切断其传播途径，也是完全可以预防的。

当然，肝炎并非不可治，关键在于及早发现、及早治疗。刘德华的故事告诉我们，健康作息、定期检查有助于控制病情。所以，肝炎患者务必戒烟戒酒，避免过度劳累、饮食不规律，同时应定期去医院检测血液中的病毒含量、抗体水平、肝功能等指标，并做腹部 B 超。

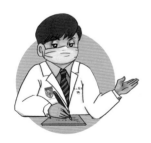

病毒性肝炎各型传播途径不一，急性期表现类似。

肝脏功能强大，肩负重任，慢性感染时影响大，潜滋暗长中可致命。

接种疫苗是利器，健康作息，定期检查，配合治疗防悲剧。

宫颈癌：
当"红颜杀手"遇见克星

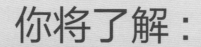

你将了解：

人类历史上第一株永生细胞的产生

HPV 与宫颈癌之间的关系

HPV 疫苗是否适合所有的女性接种

　　如果一个人患有阑尾炎、流感、疱疹，甚至是白血病、帕金森症，那么从某种程度上来说，他的生活是与海瑞塔·拉克斯的生活交织在一起的。海瑞塔·拉克斯既不是科学家，也不是医生，只是一位罹患宫颈癌的美国黑人妇女，但从她体内提取的癌细胞（后来被称为"海拉细胞"）却被公认为是"百年来最重要的医学发现之一"。海拉细胞的出现，帮助人们解开了癌症、病毒、核辐射如何影响人体的奥秘，并在基因图谱、克隆技术等医学研究领域取得了重大突破。可以说，没有海拉细胞，人类医学的发展不会如此迅速，但是长期以来，它背后的故事却鲜为人知。

"长生不老"的海拉细胞

　　1951 年 1 月，在最小的孩子出生后不久，海瑞塔·拉克斯因腹部不适前往约翰斯·霍普金斯医院就诊。医生在检查中发现她的子宫颈上长了一个"紫葡萄"模样的肿瘤，且一碰就会出血。经诊断，拉克斯得的是宫颈癌晚期。

　　当时，约翰斯·霍普金斯大学的乔治·盖伊博士一直想通过在人体外培养癌细胞来解释癌症产生的原因，但大部分癌细胞刚从组织中分离出来就已死亡，幸存的小部分细胞也很难生长，根本无法满足实验的需要。为此，他已奋斗了近 30 年，直到他遇到拉克斯。治疗期间，医生从拉克斯的肿瘤上取下一小块癌组织样本，交给乔治博士进行观察培养。与其他癌细胞不同，拉克斯的细胞没有在几天内死亡。令人惊讶的是，它们的增殖能力极强，分裂速度极快，数量在 24 小时内就翻了一番，而且还在继续增加。

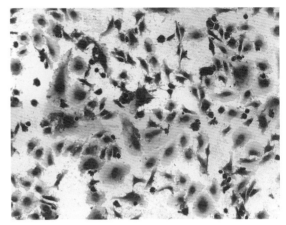

HeLa 宫颈癌细胞

　　由于医疗水平有限，同年 10 月，拉克斯因宫颈癌痛苦离世，年仅 31 岁。为了纪念她，乔治博士把这株永生细胞命名为海拉（HeLa），即她的姓名（Henrietta Lacks）的两个首字母的缩写。很快，海拉细胞被分享到世界各地的研究机构，成为医学研究中十分重要的工具。一项估计表明，如果将现存的所有海拉细胞首尾相连，它们将至少绕地球三圈。

　　2010 年 3 月，在美国莫尔豪斯医科大学的罗兰德·帕蒂略教授的号召下，人们共同捐款为海瑞塔·拉克斯树立了一座墓碑，上面镌刻着这样一句话："她的永生细胞将永远造福于人类"。

启示

　　相关资料显示，21 世纪以来，已有 5 项基于海拉细胞的研究成果获得诺贝尔奖，其中就包括"发现 HPV"。1984 年，德国科学家豪森发现海拉细胞内含有大量 HPV18，并证实它是导致拉克斯罹患宫颈癌的元凶。在此基础上，科学家们研发出预防宫颈癌的 HPV 疫苗，豪森也因此获得 2008 年诺贝尔生理学或医学奖。正如罗兰德·帕蒂略教授所言："海拉的故事，在科学界、伦理界以及社会上引起了巨大议论和反响。她是圣女贞德那样的历史英雄。"海拉细胞不仅是年轻的拉克斯另一种方式的生命延续，更是现代生命科学研究中里程碑式的重大突破。了解拉克斯的故事，是启迪，也是我们向她表达敬意的方式。

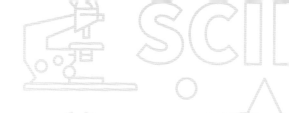

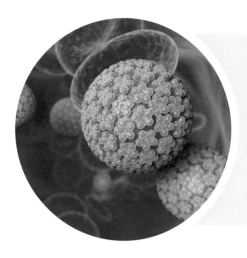

病毒小档案

人乳头瘤病毒，英文简称 HPV
目前已知最小的 DNA 病毒
呈球形
家族成员达上百个，易感染人类表皮和黏膜鳞状上皮
喜欢潮湿、温暖的环境，抵抗力强

HPV 感染并不都会癌变

宫颈癌是一种女性生殖系统中常见的恶性肿瘤，发病率仅次于乳腺癌，堪称"红颜杀手"。全球每年约有 31.1 万女性死于宫颈癌，85% 以上在欠发达地区，且由于不良的生活习惯等因素，患者的年龄逐渐趋于年轻化。

医学研究证实，宫颈癌是由人乳头瘤病毒感染人体表皮及黏膜上皮细胞而引起病变的疾病。这种病毒就是我们经常听到的 HPV。据统计，95% 以上的宫颈癌患者都伴有 HPV 感染，可以说感染 HPV 是女性患宫颈癌的必要条件。那么，是不是所有感染了 HPV 的女性都会得宫颈癌呢？这还得从 HPV 大家族说起。

目前发现的 HPV 家族共有 100 多名成员，它们主要分为两派：温和的低危型和凶残的高危型。低危型 HPV 如 6、11 等，通常只会让患者的皮肤出现病变。高危型 HPV 如 16、18、31、33 等，则是诱发宫颈癌的元凶，会引起不规则阴道出血、性交出血等症状。

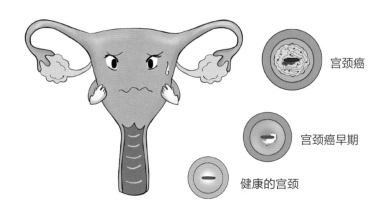

宫颈癌

宫颈癌早期

健康的宫颈

HPV 是已知最小的 DNA 病毒，广泛存在于自然界中。在它眼里，人类的皮肤、黏膜处处都是入口。HPV 主要通过密切接触传播，性传播是最主要但并非唯一的传播途径。研究发现，健康者若接触了被 HPV 携带者污染的日常用品如毛巾、浴盆等，就有可能感染病毒。医源性感染，则与治疗时未做好防护措施、医疗器械消毒不当或医务人员自身的感染有关。孕妇体内若存在 HPV，自然分娩时也可能将病毒传染给婴儿。

除了通过以上四种途径感染 HPV，免疫力低下者也容易中招。研究显示，80% 的女性一生中都曾感染过 HPV，但大多数人可以通过自身的免疫系统清除病毒，只有少数免疫力低下的高危型 HPV 持续感染者才容易发展为癌前病变甚至是宫颈癌。正所谓"打铁还需自身硬"，无论是否感染 HPV，我们平时都应该保持良好的生活习惯，洁身自好，同时坚持锻炼，增强免疫力，提高自我清除病毒的能力。

免疫力是抵抗病毒的良药

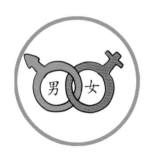

性传播

接触传播

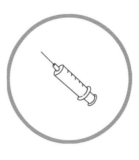

医源性传播

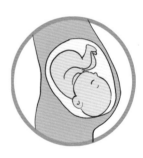

母婴传播

疫苗和筛查"双管齐下"

世界卫生组织认为，癌症是一种生活方式疾病，三分之一的癌症完全可以预防，三分之一可以通过早期发现得到根治，另外三分之一可以运用现有的医疗措施延长生命、减轻痛苦、改善生活质量。

作为目前被认为是世界上唯一一种病因明确的癌症，宫颈癌也是一种完全可以预防的癌症。接种 HPV 疫苗就是预防宫颈癌最直接、最有效的方法。目前，HPV 疫苗共有三种。第一种是二价疫苗，主要针对最具杀伤力的 HPV16 和 HPV18，可预防 70% 宫颈癌的发生。第二种是四价疫苗，可另外预防 HPV6 和 HPV11 引发的生殖道病变。第三种是九价疫苗，能够预防 90% 的宫颈癌。

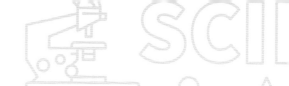

数据表明，9—16 岁是免疫效果的最佳年龄段，随着年龄的增长，免疫效力会有所下降，所以青春期前的女孩更应该接种 HPV 疫苗。

须强调的是，接种 HPV 疫苗并不代表从此可以高枕无忧。现有的 HPV 疫苗属于预防性疫苗，没有治疗的作用，且 HPV 家族成员众多，疫苗只能针对其中几种。

如果说接种 HPV 疫苗可降低患宫颈癌的风险，那么定期筛查就是预防宫颈癌的关键。从持续感染高危型 HPV 到最终演变为宫颈癌，正常人约需 15—20 年，免疫缺陷者则只要 5—10 年，这就为宫颈癌的防治留出了足够的时间。定期进行宫颈癌筛查，主要是为了在癌前病变阶段进行干预，把主动权牢牢掌握在自己手中。对于已经错过 HPV 疫苗最佳接种年龄的女性来说，定期筛查尤其重要。目前，我国推荐 25—29 岁女性每两至三年进行一次宫颈细胞学检查，30—64 岁女性每五年进行一次 HPV 和细胞学联合检查。

二价 HPV 疫苗	四价 HPV 疫苗	九价 HPV 疫苗
高危病毒：HPV16 和 HPV18 型	高危病毒：HPV16 和 HPV18 型 较低危病毒：HPV6 和 HPV11 型	除了 HPV6、11、16、18，还有 HPV31、33、45、52、58 病毒亚型，共九种

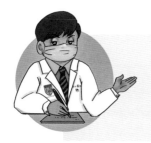

宫颈癌不可怕，关键在于预防 **HPV** 感染。
青春期前女孩接受疫苗主动预防，育龄期妇女定期筛查。
平时掌握良好的生理卫生知识，洁身自好。

水痘：
校园里的捣蛋鬼

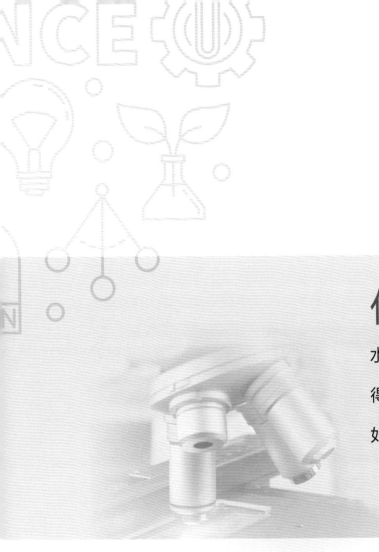

你将了解：

水痘是由什么引起的

得过一次水痘就能终身免疫吗

如何科学"战痘"

冬末春初，昼夜温差大，乍暖还寒，许多病毒和细菌开始蠢蠢欲动。这不，校园里的捣蛋鬼——水痘又再次活跃起来，不少孩子不幸"中招"，有的班级甚至出现十几个孩子集体请假的现象。据某晚报报道，很多家长对水痘的认识存在误区，一发现孩子患病就特别紧张，有的上网查找民间偏方，有的要求给孩子挂盐水，还有的把孩子"关"在家里近一个月。

当孩子发水痘时……

王先生和李女士是一对"85后"夫妻，孩子刚上幼儿园大班。

前几天，班主任打电话说孩子得了水痘，让他们接孩子回家休息。夫妻俩顾不上请假，赶紧把孩子接回了家。"然后怎么办？"两人大眼瞪小眼，不知道该做什么，最后还是决定带孩子去看医生。

一路上，夫妻俩把孩子裹得严严实实的，生怕他吹到一点风。到了医院，医生检查后确认是水痘，开了点抗病毒的药和炉甘石洗剂。

病菌简史

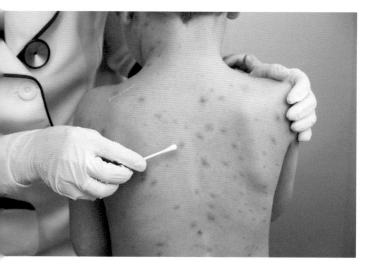

科学、合理的护理措施可以帮助患水痘的孩子早日康复

可两人还是不放心，又不知道怎么处理，只好分别求助各自的父母。王先生还上网查找民间偏方，希望能够快速治好孩子的水痘。

陈先生的孩子今年读四年级。

有一天放学回到家，孩子指着脸上的几个红点，说有点痒。陈先生以为是过敏，也没太在意。当晚，孩子发烧了，第二天，脖子上、背上长了一圈小水泡。上医院一检查，医生说是出水痘了。

尽管临近期中考试，但老师还是通知陈先生带孩子回家静养，并表示学校会统一安排时间给孩子们补课。陈先生这才知道班里已有十多个孩子因为出水痘请假了，整个学校患此病的学生则更多。

"水痘传染得也太快了吧！我自己没得过水痘，不知道这个病厉不厉害？需不需要挂盐水？"陈先生有些担心。

去年，小宇得了水痘，这可急坏了爱孙心切的林女士。

"据说得了水痘，既不能吹风，也不能碰水，饮食上更要注意，绝对不能吃'发'的食物。"为了避免小外孙被风吹到，林女士不让小宇出门，还帮他请了将近一个月的假，吃的东西、放的调味料都要严格筛选。"一点酱油也不能碰，碰了会留疤！"林女士特地嘱咐女儿女婿，并称那些家里孩子得过水痘的家长都是这么做的。

出水痘期间，小宇过的基本是兔子一样的生活，每天吃的不是水煮青菜就是水煮大白菜。"所有豆制品、'发'物、膨化食品、生冷的食物，甚至肉类都上了我妈的黑名单。"小宇妈妈有点无可奈何。

启示

著名科学家、教育家和思想家任鸿隽认为，现今世界的人，不管是不是科学家，必须具有科学的头脑。"第一要注重事实。平常的人总是以耳为目，人云亦云。有科学头脑的人便不然，他必定要考察一件事情的实在。有些话，显非事实，若不加考察，信以为真，便是没有科学的头脑。"以水痘患者的饮食为例，其实并没有太严格的要求，不能吃酱油更是毫无科学依据。"第二要了解关系。天地间事物，总有一个因果的关系；不明白这个关系，要求无因无果，或是因果错误，便是迷信。"由于水痘主要通过急性期的水痘患者传播，因此在校园这种人员密度大的场所，感染水痘的孩子应及时隔离治疗，这主要是为了避免传染给其他学生，而不是为了让孩子不吹风、不碰水。

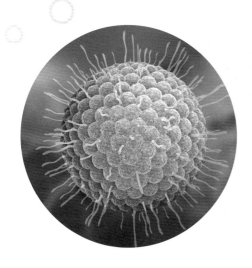

病毒小档案

水痘 – 带状疱疹病毒，英语简称 VZV
主要攻击人体的皮肤，患者是唯一传染源
不耐热，不耐酸，能被各类消毒剂杀死
藏匿于急性水痘患者的水疱和呼吸道
感染后有两种类型：原发感染水痘和复发感染带状疱疹

成长的"烙印"有点痒

相信很多人小时候都有这样的记忆："哇，又有同学因为得水痘不用来上学了！"正所谓"无知者无畏"，面对突如其来的水痘，大多数孩子在好奇之余，更多的是对那些不用上课的小伙伴心生羡慕。而对感染过水痘的孩子来说，那种浑身发痒、一抓就烂的经历就像成长的烙印，在他们身上留下了一个个黄豆大小的"痘坑"。

当发现身上起水痘时，我们常常误以为这是过敏性皮炎，应该去看皮肤科。其实，水痘是一种由水痘病毒感染的呼吸道疾病。水痘病毒又叫水痘 – 带状疱疹病毒，属于疱疹病毒家族的一员。

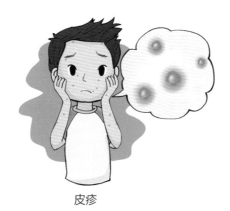

皮疹

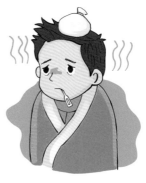

发热

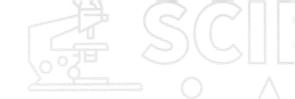

水痘的潜伏期平均为 14 日，起病较急，大龄儿童或成人在出现皮疹前通常有发热、头疼、全身无力等症状，大多数学龄前儿童则同时出现皮疹和全身症状。在水痘患者发病的 24 小时内，皮疹准会前来"报到"，首先出现在躯干及四肢近端，向心分布，刚开始是粉色的小皮疹，后来迅速变成米粒大的水疱，形似露珠水滴，周围明显有红晕，最后结痂愈合，痂皮脱落后一般不留疤痕。

终身免疫并不简单

有些人认为得过一次水痘就能终身免疫，殊不知在幼时感染水痘并痊愈后，病毒仍以静止状态潜伏在人体的感觉神经节内，等到成年后免疫力低下或受到其他外界刺激时重新被激活，沿着神经抵达其支配的皮肤区域，引发一连串令人疼痛难忍的小疱疹，也就是带状疱疹。可见，水痘和带状疱疹是由同一种病毒引起的不同病症。

人类是水痘病毒的唯一宿主。从出现皮疹前的 1—2 天到皮疹完全结痂的这段时间，称为水痘的急性期，这一阶段的水痘患者具有很强的传染性。对那些对水痘没有免疫力（既没有得过水痘，也没有接种过水痘疫苗）的人来说，如果家里人得了水痘，被传染的概率大于 90%。

水痘病毒可在水痘患者呼吸、咳嗽、打喷嚏或大声说话时通过飞沫传播，也可通过直接接触患者及其接触过的物体或穿过的衣物等传播。作为一种具有高度传染性的儿童常见疾病，水痘多发于冬季及早春，常感染学龄期的儿童，感染的风险随着年龄的增长逐渐下降，超过 15 岁者感染水痘的概率低至 5%。

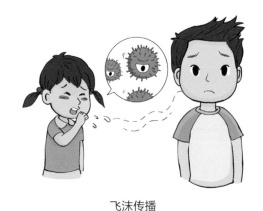

飞沫传播

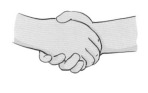

与患者接触（被污染的手）

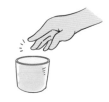

与被污染的物品接触

家校合作科学"战痘"

如何应对校园水痘？首先，要做到早发现、早隔离、早诊断、早治疗。如果发现有儿童同时出现发热、皮疹的症状，就要怀疑其是否感染水痘，及时前往医院就诊，避免传染给其他孩子。确诊后，应对水痘患儿接触过的物品进行消毒，并尽量避免与其接触。其次，要保持环境整洁、空气流通，注意个人卫生。最后，保护孩子的最有效的方式还是接种水痘疫苗。研究显示，儿童通过接种水痘疫苗，可以有效减少感染水痘的风险。

除了部分免疫力低下的孩子，大多数水痘患儿都无须住院治疗，因此家庭护理显得尤为重要。家庭护理须注意以下几点：

第一，注意消毒，勤换衣。孩子接触过的衣服、被褥、毛巾、玩具等物品应及时消毒，同时须勤换衣，保持皮肤清洁。

第二，定时开窗，勤通风。空气的流通、阳光的照射能够减少空气中的病毒，但开窗通风时也要注意保暖。

第三，物理退烧，勤喝水。出现发热症状时宜使用物理降温法，如冰敷、多饮水等。

第四，注意变化，勤观察。出现高热不退、咳喘、头痛、烦躁等情况时应及时就医。

第五，避免抓挠，禁激素。抓破水疱易导致感染，如果病变损伤较深，甚至有可能留下疤痕。另外，不可使用激素类药膏（皮炎平、皮康王等），因为它们会抑制免疫力，导致病毒更加肆虐。

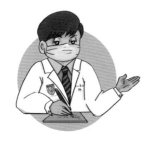

校园"战痘"莫惊慌，及时隔离最重要。
感染后的护理须细致，勤换衣物勤洗手。
避免抓挠及乱用药。

麻疹：
传染性极强的小红点

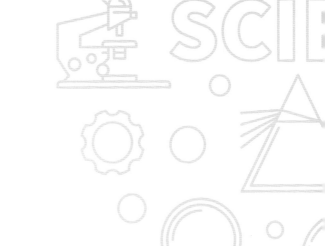

你将了解：

麻疹所引起的并发症

为什么麻疹俗称"见面传"

预防麻疹的最有效的手段

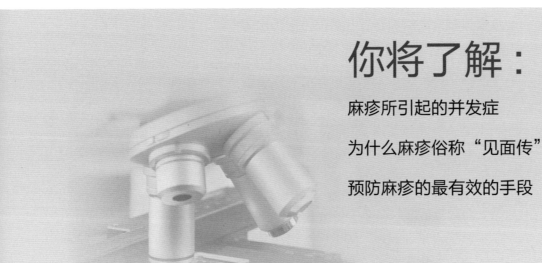

作为一种传染性极强的病毒性疾病，麻疹曾是威胁儿童生命的头号传染病。我国民间也流传着一句俗语："孩子出过疹和痘，才算解了阎王扣。"这里的"痘"指天花，"疹"指麻疹，意思是：每个孩子都会得麻疹和天花，只有经过这两道"鬼门关"，才能顺利地活下来。20 世纪 80 年代以来，由于麻疹疫苗的普及，麻疹一度淡出了人们的视线，但最近，这些传染性极强的小红点似乎有卷土重来之势。

"自由"的代价

近年来，全球多个国家和地区都暴发了大规模的麻疹疫情，一些国家的病例数甚至创下自麻疹疫苗问世以来的最高纪录。令人意外的是，此次麻疹疫情主要发生在发达国家。与之对应的是 2000—2011 年，欧洲与美国接种麻疹疫苗的人数逐年下降，不少民众认为疫苗是无用的，就连那些认为疫苗有用的人也高呼"我们拥有选择是否接种疫苗的自由，强制接种有违人权"。为什么会出现这样的"反疫苗运动"？这还得从一篇论文讲起。

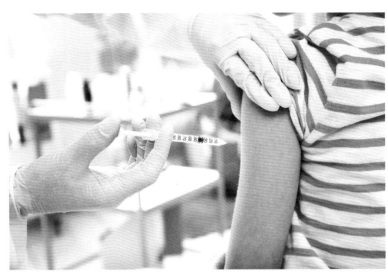

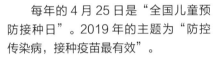 每年的4月25日是"全国儿童预防接种日"。2019年的主题为"防控传染病，接种疫苗最有效"。

20世纪90年代，儿童自闭症发病率逐年上升。1998年，一位英国胃肠病学家安德鲁·韦克菲尔德在国际顶级医学杂志《柳叶刀》上发表文章，宣称接种疫苗与自闭症相关。在媒体的推波助澜下，大众对他的观点深信不疑，许多不明真相的父母更是陷入巨大的恐慌之中，发达国家的麻疹疫苗接种率从此一路下降。以英国为例，2003—2004年，其麻疹疫苗接种率从原来的92%暴跌至80%，同时全国出现了数百例麻疹病例。

然而，日后的进一步研究却表明，麻疹疫苗与自闭症并不存在相关性，原来这只是安德鲁根据他所接诊的12名患儿的情况作出的猜想。虽然这篇论文最终因"数据不充分"于2010年被《柳叶刀》撤稿，安德鲁也被吊销了医师执照，但这一谣言所带来的负面影响却从未消散……2018年，麻疹夺去了超过14万人的生命，其中大部分是儿童和婴儿。

启示

2019年1月，世界卫生组织发布了2019年全球健康面临的十大威胁，"疫苗犹豫"（对接种疫苗持犹豫或拒绝的态度，导致一些本已得到有效控制的疾病发病率再度上升）、流感大流行、抗生素耐药性、艾滋病病毒等赫然上榜。作为人类医学史上最伟大的发明之一，疫苗不仅挽救了大量生命，还能控制甚至消灭疾病，但有些人却一边享受医学进步带来的成果，一边传播危险的、错误的虚假信息。也许这就是麻疹疫情"死灰复燃"的重要原因吧！

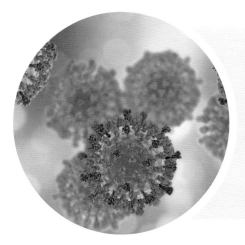

病毒小档案

麻疹病毒

形似小球或丝状

对高温、紫外线和一般的消毒剂毫无抵抗力

对寒冷和干燥抵抗力较强，常常出没于冬春两季

主要潜伏在病人的眼泪、鼻涕、口咽气管分泌物中

麻疹病毒可能会让免疫系统失忆

麻疹病毒是传染性最强的病毒之一，它主要攻击人体的呼吸道和淋巴组织。感染初期，病人会出现类似重感冒的症状，如发高烧、打喷嚏、流鼻涕等，随后口腔黏膜会出现灰白色的小点（Koplik's Spots，即麻疹黏膜斑），一旦发现这个症状，就应该高度警惕。3—4 天后，病人的耳后和发际线边缘开始出现棕红色的皮疹，并逐渐蔓延至全身。出疹后 1—2 天内的症状最为严重，大多数人可在两周内自行好转；但有时麻疹也会引起喉头水肿、肺炎、脑炎、心肌炎等严重的并发症，甚至导致死亡。

众所周知，我们的免疫系统能够记住之前入侵体内的病原体，从而形成抗体，以防这些病原体日后再次入侵。在描述公元前 430 年夏季暴发的雅典瘟疫时，古希腊史学家修昔底德也曾这样说：“瘟疫不会致命地侵袭同一个人两次，至少不会致命。”言下之意就是患者康复后会产生抗体，不再感染。而 2019 年 11 月 1 日，发表在美国《科学》

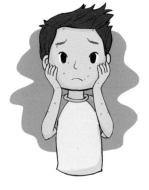

皮疹

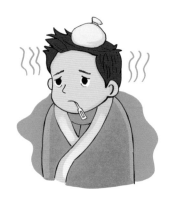

发热

杂志（Science）及其子刊上的两项最新研究显示，麻疹病毒将抹去人体免疫系统的部分记忆，使患者更容易受到流感病毒、肺炎细菌等其他病原体的侵害。这意味着麻疹病毒对人体健康的危害绝不仅限于麻疹本身。

咳嗽和喷嚏：传播麻疹的"神助攻"

麻疹因传染性强，又称"见面传"，多见于6个月至5岁的孩子。"见面传"的威力到底有多大呢？我们可以通过科学家衡量病毒传播性的一项关键指标——R0来解释。R0也被称为基本传染数，被用来衡量疾病的潜在传染性。一般来说，R0越高，疾病的传染性越强。麻疹的R0值为12—18，也就是说在没有外力介入，且所有人都没有免疫力的情况下，1个麻疹病人平均可以传染12—18个人，在众多已知传染病中高居第一，传播力至少是新型冠状病毒的3倍以上。

作为唯一的传染源，麻疹病人的飞沫以及被飞沫污染的物品是麻疹的主要传播途径。飞沫传播是空气传播的一种方式。麻疹病人咳嗽或打喷嚏时会产生大量飞沫，麻疹病毒主要依靠这些飞沫传播。当健康的人接触病人的飞沫或被飞沫污染的物品，再接触自己的口鼻时，就有可能导致感染。病人出现皮疹前5日至出现皮疹后5日期间，麻疹的传染性最强。

须强调的是，未接种疫苗的人群及6个月以上幼儿为麻疹的高发人群，曾感染麻疹的人群则可获得终身免疫，不会再次发病。

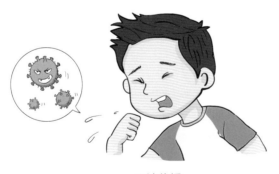

飞沫传播

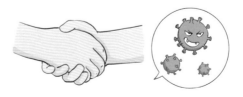

与患者接触（被污染的手）

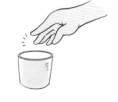

与被污染的物品接触

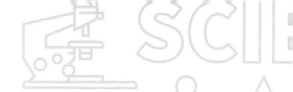

预防接种是儿童的"健康保护伞"

对我们来说，接种麻疹疫苗是预防麻疹最经济、安全、有效的手段。

害怕麻疹疫苗会引发自闭症？ 2019 年 4 月，美国食品药品监督管理局（FDA）明确辟谣，接种这一疫苗与自闭症无关。担心麻疹疫苗没有效果？自大规模推广使用疫苗以来，麻疹的发病率大幅下降，这是不争的事实。

麻腮风疫苗是我国规定每个儿童必须接种的疫苗，其中的"麻"指的就是麻疹。由于未接种麻疹疫苗的人群极易受到感染，因此建议人人（不论是儿童还是成年人）都要接种麻疹疫苗。近年来，我国的麻疹疫苗接种率都稳定在 98% 以上，所以我们不必担心会出现大规模的麻疹疫情。

除了打疫苗之外，养成良好的卫生习惯也十分重要，比如，平时勤洗手，咳嗽、打喷嚏时要注意捂住口鼻，经常开窗通风。如果接触了麻疹病人，即使没有出现任何症状，也应及时就医。一旦怀疑自己得了麻疹，应立刻隔离治疗，避免成为新的传染源。

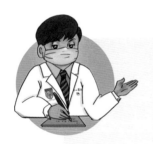

麻疹传染性极强，近几年流行有抬头趋势。

高危人群应主动寻求疫苗免疫，感染后立即就医、隔离。

平时多通风，勤洗手，遵守咳嗽礼仪。

手足口病：
肠道病毒在搞怪

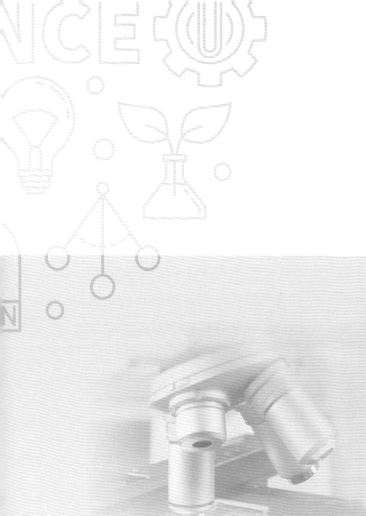

你将了解：

手足口病主要由哪类病毒引起

为什么幼儿园容易暴发手足口病

EV71 疫苗是否能够预防手足口病

每逢暑假，室外烈日炎炎，各大商场的室内儿童游乐场就成了亲子娱乐的首选，在众多娱乐项目中，色彩斑斓的海洋球池深受孩子们欢迎。他们在池子里又蹦又跳，摸爬滚打，有的头朝下整个人埋进海洋球堆内，有的干脆把海洋球往嘴里送。不过，当被问及对孩子玩海洋球是否有担忧时，家长们不约而同地提到了一个词——"不干净"。据某地电视台报道，当地的几位家长曾向新闻热线反映，他们的孩子结伴去儿童海洋球乐园游玩，回来后却都莫名其妙地患上了手足口病。海洋球乐园和孩子的手足口病到底有没有关系呢？我们先从两个病例说起。

欢乐背后的隐忧

2017 年 8 月 6 日下午，医院感染科里来了一位大约两周岁的小病人。家长告诉医生，从 8 月 4 日开始，孩子的状态有点不对劲。"高烧不退，惊跳，精神状态不好，但是那时候身上还没有疹子。"

经过问诊，医生判定这个孩子患的正是手足口病，且极有可能是在公共场所和别的孩子

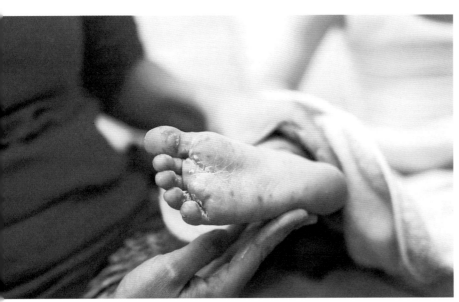

手足口病的基本传染数 R0 值为 4.2—6.5

一起玩玩具的时候传染的。"（家长）后来问了隔壁家的大人，他们没有告知孩子得了手足口病，他玩的玩具被别的孩子拿去玩，他打个喷嚏，飞沫传播出去，又被别的孩子碰到和接触到。"

"通过昨天的处理，今天的惊跳明显好转，只要这病不往下发展，不到第三、第四期，一般不会有生命危险。"

医生告诉记者，手足口病多发生于5岁以下儿童，如果及早发现，治疗效果很好，多数患儿一周左右能够自愈。但如果发现得晚，有可能引发心肌炎、肺水肿、无菌性脑膜炎等并发症。个别重症患儿病情发展快，导致死亡。还好这名患儿的家长送诊及时，目前，孩子已经脱离了生命危险。

而在隔壁病房，另一个孩子的病征比较特殊，并没有表现出皮疹等明显的手足口病症状，但经过抽血化验，他得的也是手足口病。医生说，孩子已经住院治疗6天，目前烧已经退了，也不咳嗽了，说明已经进入恢复期，再过一两天就可以出院了。

启示

央视记者曾对一些海洋球池的工作人员进行采访："面对数量巨大的海洋球，你们平时是怎样清理的？是否采取了消毒措施呢？"有的表示以喷洒消毒水的方式进行消毒，有的称用蘸了消毒水的拖把来消毒，还有的通常几天才给海洋球消一次毒，这种消毒效果可想而知。况且，夏季是手足口病的高发季节，假设某个孩子患有手足口病（也许尚未出现症状，但已处于潜伏期），那么他所携带的病毒极有可能通过口水、接触等方式附着在海洋球上，从而传染给海洋球池里的其他孩子。由此可见，卫生隐患和隐性感染者导致海洋球乐园成了手足口病的重灾区。

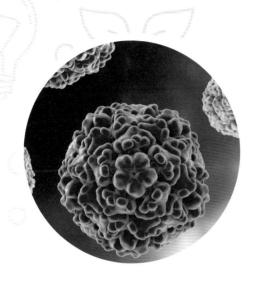

病毒小档案

肠道病毒，家族成员众多，柯萨奇病毒 A16 型和肠道
病毒 71 型最常见，可混合感染
外表相似，呈近似球形的二十面体结构
主要生活在人体的肠道里
对外界抵抗力较强，耐酸，耐寒，对紫外线、干燥、
各种氧化剂敏感

"掩人耳目"的肠道病毒

手足口病是一种发生于手、足、口、臀的疾病，主要由柯萨奇病毒 A16 型（CVA16）和肠道病毒 71 型（EV71）引起。其中，EV71 更容易造成手足口病重症及死亡病例。也许你会感到奇怪：手、足、口、臀这四个完全不同的部位怎么会和肠道扯上关系呢？这就是肠道病毒的狡猾之处，它虽然寄生于肠道内，却能引起一系列肠道外的疾病表现。

手足口病主要表现为发热、出疹，10 岁以下儿童，尤其是 3 岁以下幼儿的发病率最高。一开始，孩子会出现咳嗽、流鼻涕、恶心等类似感冒的症状；50% 的患儿会发烧，温度在 38℃—39℃左右；手、足、口、臀为主的四个部位会出现小红点或疱疹，离心分布，但不痛不痒，也不会结痂或留疤。3 岁以下的幼儿因抵抗力较弱，容易演变为重症，出现四肢无力或痉挛、走路不稳、眼睛转不动等神经系统损害，或呼吸困难、咳嗽、咳血痰等呼吸系统损害。不过总体来说，手足口病对孩子健康危害不大，只要好好休息、按时吃药，一般一周内即可痊愈。

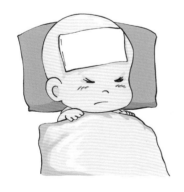

发热

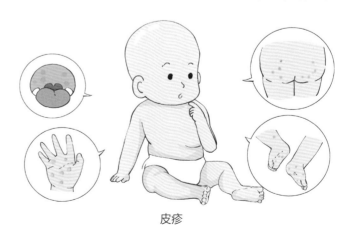

皮疹

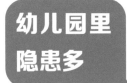

幼儿园里隐患多

为什么手足口病常常攻击幼儿园的孩子？这主要和肠道病毒的传播途径有关。以 EV71 为例，它和大多数肠道病毒一样，通过粪口、飞沫、接触传播。刚感染的那几天，孩子可能并没有什么明显的症状，但如果他上了厕所没有洗手就去摸玩具，那么玩具就沾上了病毒。下一个小朋友摸了这个玩具后，又不注意卫生，把手放到嘴里，病毒趁机侵入人体。总之，感染的孩子就像一个行走的病原体，只要靠近他们，就有可能感染。如果怀疑孩子得了手足口病，切记要及时隔离治疗。由于恢复期的传染性最强，因此好转后必须再隔离一周，每个患儿平均要隔离半个月。

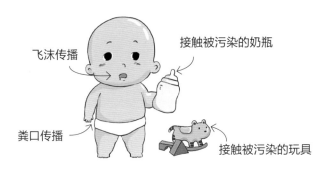

科学预防手足口病

手足口病四季均可发病，有显著的夏秋季节高峰。对于这种幼儿传染病，我们不必过于紧张，科学预防即可，比如保持个人卫生、勤洗手、不喝生水、不吃生冷食物、对孩子常接触的物品定期清洁与消毒、少去人群密集的地方等。

接种疫苗也是预防手足口病的重要手段。目前，针对肠道病毒 71 型（EV71）的疫苗已经问世。它虽然无法击退所有引起手足口病的肠道病毒，但能够显著减少危及生命的手足口病重症的发生。不过，由于孩子的免疫力只针对一种病毒，而肠道病毒家族成员多达二十几种，因此即使曾经得过手足口病，家长和孩子也不能掉以轻心。

另外，成年人虽然很少发病，但也会因感染病毒而成为病毒携带者，极有可能把身上的病毒传给小朋友，所以务必做好个人卫生。

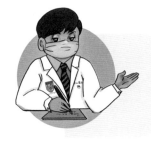

手足口病幼儿多，肠道病毒是主谋。
个人卫生最重要，少摸少碰勤洗手。
患病后及时休息、隔离、治疗，多数不留后遗症。

艾滋病：
生物界的特洛伊战争

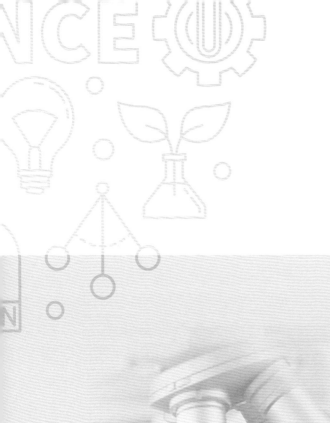

你将了解：

感染艾滋病病毒初期的症状

艾滋病病毒如何入侵人体

如何正确看待艾滋病及艾滋病患者

自 1981 年国际上首次报道艾滋病以来，人类从未停止过与艾滋病的抗争。由于目前为止艾滋病尚无法治愈，也没有能够预防艾滋病病毒感染的疫苗，因此在大多数人看来，艾滋病几乎就是不治之症。尤其在艾滋病横空出世的前十几年里，艾滋病患者过着极其痛苦的生活——无药可治。在回忆起艾滋病的大规模蔓延时，法国病毒学家弗朗索瓦·巴尔－西诺西直言："（这是）可怕的情景，因为当时就连最基本的治疗方法都没有，只能眼睁睁地看着人们死去，医生们唯一能做的事就是握着病人的手，期望能减轻一些死亡的痛苦。药店整个都是空的。"为了求生，一些艾滋病患者勇敢地走上了自救之路，比如《达拉斯买家俱乐部》中的互助团体。这部电影根据美国达拉斯的一名普通电工罗恩·伍德鲁夫的真实经历改编，主要讲述了他与病魔及美国食品药品监督管理局斗争的故事。

"我想活下去"

1986 年，罗恩·伍德鲁夫在一次意外晕倒后的检查中被确诊为艾滋病晚期。医生告诉他，

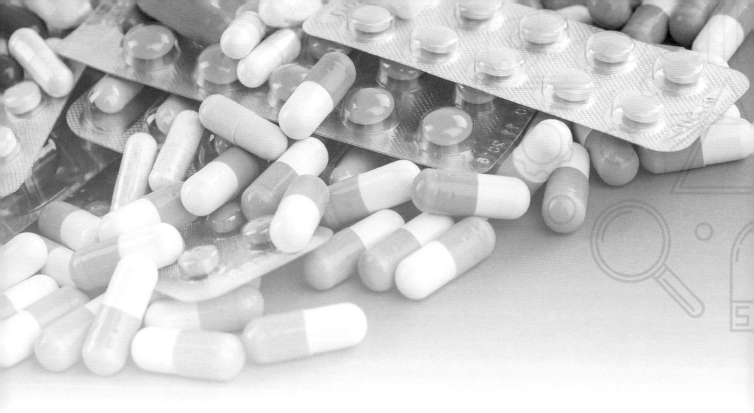

他只剩下 30 天的生命。

罗恩既诧异又愤怒。当时，人们对艾滋病了解得不多，因为患者群体中男同性恋者占比较高，所以同性恋被认为是导致这种绝症的根源，遭到排斥与歧视。随着一系列症状的出现，他回忆起可能是先前的滥交、吸毒等行为造成了感染。

他找到医院的医生，希望能够使用 FDA（美国食品药品监督管理局）唯一批准用于测试的抗艾滋病药物 AZT，却被告知该药只提供给极少数的患者。为了求生，他只能寻找其他出路。在一位墨西哥医生的指点下，他得知 AZT 是"有毒的""会杀死它接触的每一个细胞"，于是开始从世界各地搜集未经 FDA 批准但被证实有效的艾滋病治疗药物。许多病人也寄希望于罗恩的走私药。在病友的帮助下，罗恩成立了"达拉斯买家俱乐部"，以收取会费的形式，为艾滋病患者提供多种代替 AZT 的药物。AZT 上市后，价格昂贵，副作用严重，促使罗恩的俱乐部进一步壮大，而这也引起了官方的警觉。FDA 依法没收了罗恩的药品，俱乐部被迫停业，再加上最好的病友死于 AZT 的副作用，罗恩把 FDA 告上了法庭。虽然罗恩最终败诉，但他的举措加快了 FDA 对相关药物的审批。

1992 年，罗恩去世，此时距离他被医生判定活不过 1 个月已过去 7 年。他凭借坚强的信念和不懈的努力，延长了自己和许多其他艾滋病患者的生命，这在当时堪称奇迹。

启示

1988 年，为了提高国际社会对艾滋病的认识，唤起人们对艾滋病患者的理解，世界卫生组织将每年的 12 月 1 日定为"世界艾滋病日"。1996 年，华裔科学家何大一博士发明的"鸡尾酒疗法"被证明可以有效控制艾滋病病毒的复制、扩散，延缓感染者的发病时间，延长病人的生命。随着医学的不断进步，号称"世纪绝症"的艾滋病正在向可防可控的慢性病发展，但由于认识上的误区，很多人依然谈艾色变，尤其对艾滋病的传染途径抱有偏见和误解。电影《达拉斯买家俱乐部》中，罗恩和他的病友就深受社会的歧视与冷落，在生理和心理上承受着双重折磨。歧视不仅侵害了艾滋病病毒感染者和艾滋病病人的许多权益，还阻碍了艾滋病防治机构为他们提供及时的艾滋病预防、检测、治疗和关怀服务。2014年，第20届世界艾滋病大会发布《墨尔本宣言》，称"只有当我们克服了污名、歧视等导致艾滋病流行的关键障碍，才有可能终结艾滋病"。

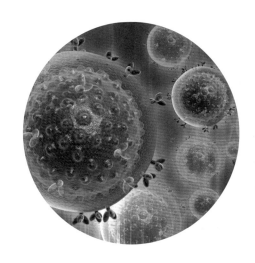

病毒小档案

艾滋病病毒，即人类免疫缺陷病毒，为逆转录RNA病毒，英文简称 HIV

圆形，花冠状，表面有突起

非常脆弱，一旦离开人体就很难存活

可被高温、干燥及常用的消毒剂杀死，紫外线无法灭活

存在于体液、血液中

借刀杀人的"木马"病毒

艾滋病的医学全称为"获得性免疫缺陷综合征"（AIDS），"艾滋"取自其英文缩写的谐音。

科学家曾把艾滋病病毒比作"生物界的特洛伊木马"，这一形容再贴切不过了。如果把我们的身体比作一座城池，免疫细胞就相当于站岗的哨兵，保护我们不被细菌、病毒等外来微生物所伤害。而艾滋病病毒进入人体后，专挑免疫细胞下手，它们宛如藏在木马体内潜入特洛伊城的希腊士兵，感染后寄居在免疫细胞体内，伺机而动。一旦被激活，它们便利用免疫细胞内的物质复制新的自己，等免疫细胞不堪重负而亡后倾巢而出，寻找下一个受害细胞……

在感染艾滋病病毒的初级阶段，人通常会出现类似感冒的症状，并无生命危险。在感染后几个月至几年的时间里，人也感觉不出什么异样，看起来还是很健康。但随着正常免疫细胞的减少，人体的免疫力越来越差，最后，这场生物界的特洛伊战争以免疫系统彻底失灵告终。这一阶段的患者也就是我们俗称的"艾滋病患者"，他们仿佛赤身裸体地暴露在枪林弹雨中，毫无反击能力——不小心着凉，发热可长达1个月；偶尔吃坏肚子，腹泻可持续1个月；角膜、口腔、肺、内脏、大脑，各器官都可严重感染；正值壮年却得了痴呆，年纪轻轻却患上罕见的肿瘤……可以说，艾滋病是一种由艾滋病病毒导致的传染病，但世界上却没有一个艾滋病病人是被艾滋病病毒杀死的，而几乎都死于免疫低下而并发的感染。

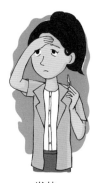
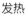
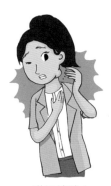
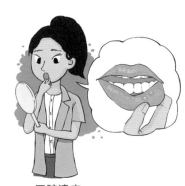
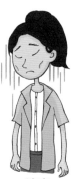

发热	淋巴结肿大	口腔溃疡	消瘦

传播远比想象的难得多

艾滋病病毒主要有三种传播途径：性传播、血液传播、母婴传播。前两者指通过携带者或病人的体液、血液与健康者的皮肤、黏膜破损处直接接触构成传播，后者指通过被感染的母亲经胎盘、产道或哺乳传播。

其中，血液传播的感染概率最高，超过90%。美国越战期间，许多人因大量使用被污染的血液进行输血治疗而不幸感染艾滋病病毒。20世纪末，我国一些偏远山区的村民靠卖血换取微薄的收入，以维持基本的生活，但非法的采血行为及不规范的操作往往造成艾滋病病毒在卖血人群中大面积传播。另外，共用注射器静脉吸毒、与感染者共用剃须刀等也可造成血液传播。母婴传播次之，感染概率约为6%—20%。不过，母亲在接受规范的抗病毒药物治疗后，概率可下降一半。性传播的感染概率虽然仅为1%，却已成为全世界艾滋病的首要传播途径。目前，缺乏保护措施的性行为是我国患者的主要感染渠道。

幸运的是，艾滋病病毒不会通过空气、水和日常接触传播。携带者或病人咳嗽、打喷嚏，以及和他们握手、拥抱、亲吻、一起用餐、共同出游等，都不会传播艾滋病，被蚊虫叮咬就更不用担心了。在这些行为中接触到的艾滋病病毒含量极低，我们的免疫系统完全可以轻松应对。

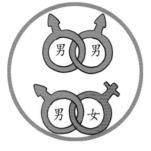

性传播

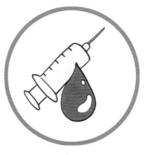

血液传播

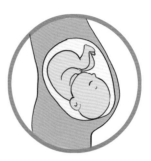

母婴传播

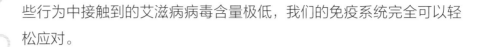

把"防艾"变成他们的必修课

"抗病毒治疗的出现和应用将艾滋病变为一种可以治疗但目前尚难以彻底治愈的慢性疾病。"《中国艾滋病诊疗指南（2018版）》中写道。

其实，在了解了艾滋病的传播途径后可以发现，日常生活中我们无须刻意地采取什么措施，只要保持良好的生活习惯，普通人几乎不会被感染。如果不幸感染，早期介入的预防率接近100%；在做到早期诊断、规范治疗、定期随访的情况下，艾滋病患者的寿命可接近正常人群。由于艾滋病病毒会逐渐破坏人体的免疫系统，所以艾滋病患者须终生规律服药。

目前，我国艾滋病的防控形势依旧非常严峻。根据中国疾控中心的数据显示，2018年，我国新发艾滋病14.5万例，其中15—24岁之间的青年学生近年来每年的报告发现病例一直在3000例上下。尽管青年学生的新发病例占比仅为2%左右，但艾滋病在青少年中的传播仍呈现出令人担忧的趋势：一方面，中国青少年艾滋病感染率近年来不降反升，尤其是感染者低龄化趋势明显；另一方面，男男同性传播成为感染的主渠道。由此可见，青少年预防艾滋病教育迫在眉睫，"防艾"应该变成每个孩子的必修课。

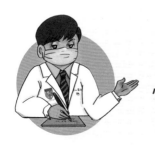

艾滋病的防控仍然艰巨，感染目前呈低龄化趋势。

青少年应主动学习"防艾"知识，一般的接触无须担心感染。

感染后早期介入可阻断，规范治疗、定期随访可治疗。

SARS：
蝙蝠才是罪魁祸首

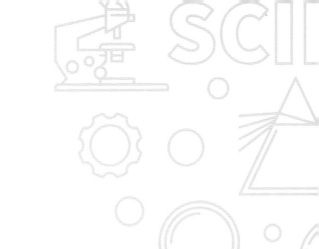

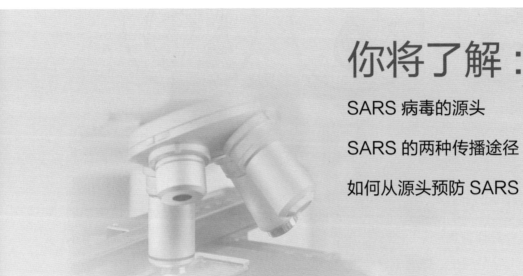

你将了解：

SARS 病毒的源头

SARS 的两种传播途径

如何从源头预防 SARS

　　2002 年 11 月底，广东省突然出现不明原因发热病例，随后患病人数迅速增加。短短 5 个月内，疫情遍及全球 28 个国家和地区，造成 8000 多人感染，近 800 人死亡。由于该病的症状与肺炎相似，却又一时难以确定原因，所以我国普遍称其为非典型肺炎，简称"非典"。2003 年 3 月，世界卫生组织正式将该病命名为 SARS，即重症急性呼吸综合征。同年 4 月，经过全球科研人员的通力合作，世界卫生组织确认引起 SARS 的病原体是一种全新的冠状病毒，称为 SARS 病毒。2004 年，这场 21 世纪初最致命的传染病终于偃旗息鼓，而对于中国科学院武汉病毒研究所石正丽教授所带领的团队来说，关于这一未知病毒的溯源研究才刚刚开始。

追根溯源的"病毒猎人"

　　根据调查，早期发病的患者大多有野生动物接触史，包括运输者、交易人员、餐馆厨师及服务员。顺着这条线索，研究人员很快在广东野生动物市场的果子狸体内检测到了 SARS 病毒。但经过进一步调查，他们发现除了广东野生动物市场的果子狸，全国其他地方的养殖或野生果子狸并未出现被 SARS 病毒感染的情况，而且在实验室里用 SARS 病毒人工感染果子狸，也可使其生病并表现出症状，这说明果子狸不符合 SARS 病毒自然宿主的特征（长期携带某种病毒，但自身并不发病），而是把病毒传播给人类的"中转站"。

然而，自然界中有那么多动物，谁才是 SARS 病毒的自然宿主？得益于国际合作的专家的指点，石正丽教授团队把追踪 SARS 病毒源头的目光聚焦在蝙蝠身上，因为历史上两场严重的人畜共患病都由蝙蝠传播而来。

2005 年，石正丽教授团队在广西及湖北的中华菊头蝠体内发现了和 SARS 病毒同属一类的冠状病毒，并称其为蝙蝠 SARS 样冠状病毒。但遗憾的是，这种病毒只是 SARS 病毒的"远房亲戚"，因在基因方面存在一定差异，所以并不能感染人类。

随后的几年里，石正丽教授团队从未停止过追踪病毒源头的脚步。他们的足迹遍布全国 28 个省市，不管是深山老林还是荒郊野岭，只要听说有蝙蝠洞，他们总是第一时间赶去。2017 年，经过连续 5 年的监测、采样，石正丽团队在云南省某偏僻山洞的蝙蝠身上发现了十几种不同类型的 SARS 样冠状病毒，经比对、分析，确认它们是 SARS 病毒的"直系亲属"，具有 SARS 病毒所有的基因片段，可以感染人类及其他哺乳动物。至此，SARS 病毒的源头水落石出。

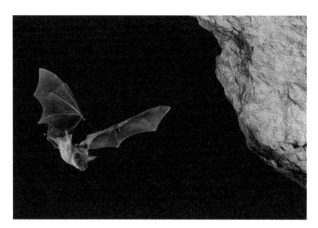

作为唯一一种会飞行的哺乳动物，蝙蝠是各种高致病性病毒的天然"蓄水池"。

启 示

经过 13 年的不懈追踪，中国科学家最终证明 SARS 病毒是通过几种蝙蝠 SARS 样冠状病毒重组而成的。当被问及在 SARS 疫情结束后是否有必要继续追踪病毒的源头时，石正丽教授表示，任何能够预防疾病暴发的工作都是有意义的。正如她在访谈中所说的："我们告诉人们哪里可能会出现疾病，什么动物可能传播疾病，然后和医疗卫生部门协作，指导大家从源头上去防控，在病毒找到我们之前先找到它们。这就是我们病毒溯源与病毒监测研究的目的和意义所在。"

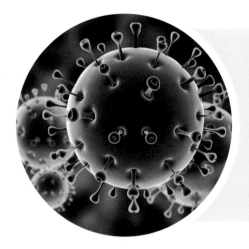

病毒小档案

SARS 病毒，冠状病毒

多呈球形，表面有皇冠状突起

怕热不怕冷

自然宿主是蝙蝠，中间宿主是果子狸

在痰、粪便、尿液、血液中能长时间保持活力

比病毒更可怕的是恐慌

　　SARS 的潜伏期通常为 2—14 天，患者一般发热 38℃以上，除了畏寒以外，还可能出现头痛、乏力、关节酸痛、咳嗽、呼吸窘迫等症状，严重者甚至会因呼吸衰竭、多器官衰竭而死亡。与大部分根据病因命名的疾病不同，SARS（重症急性呼吸综合征）是第一个依据症状命名的疾病，这是因为当时人们对 SARS 的病原体几乎一无所知。

　　2003 年春节前夕，有关广东出现致命怪病的流言通过短信、电话的方式四处扩散。有的称"当天就发病，很快发展成呼吸衰竭，且无药可治"，有的称"该病传染性极强，只需和病人打个照面，或同乘一辆公交车就可能得病"。由于缺乏科学知识，以及公共信息渠道不畅通，在流言的催化下，人们的恐慌情绪开始蔓延，"熏白醋能治疗非典""板蓝根能预防非典"等说法甚嚣尘上，有些地方甚至掀起了白醋、板蓝根的抢购潮，还有人差点为此付出生命的代价——因害怕感染"非典"而服药过量，导致中毒……人们的种种表现似乎都应了一句名言："恐惧的心理比恐惧的到来更可怕。"

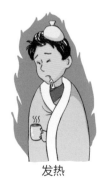

发热

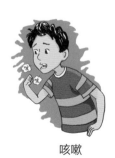

咳嗽

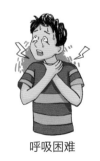

呼吸困难

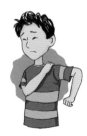

肌肉酸痛

2003 年 4 月 20 日是我国抗击 SARS 的转折点。从这天起，政府开始定期向公众通报疫情及防治的最新消息。随着对 SARS 的了解越来越多，再加上及时准确的媒体报道，科学知识逐渐占据上风，人们慢慢地走出了心理恐慌。对我们来说，这既是 SARS 留下的教训，也是一笔宝贵的财富。

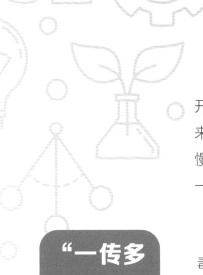

"一传多人"的超级传播者

SARS 的传播力非常强，传播速度也极快，多地甚至出现了将病毒传染给几十人的"超级传播者"。世界卫生组织调研后发现，这类"超级传播者"大多是老年人或长期患病者，虽然人数不多，却是 SARS 的主要传染源。以首位超级传播者——广州的一个水产商为例。2003 年 1 月 30 日，他到一家医院就诊，只住了两天，就感染了至少 30 位医务人员。随着病情的不断恶化，他被转入第二家医院，在住院治疗期间，又将病毒传给了 19 名亲属和 20 多位医护人员。2 月 21 日，广州一位被水产商传染而不自知的退休教授前往香港参加婚礼，将病毒传给了同住酒店 9 楼的 16 名客人，因此成为 SARS 的第二名超级传播者。而酒店的 16 名感染者又引发了一条长长的传播链，把 SARS 带到了加拿大、新加坡、越南……

刚开始，由于人们对 SARS 病毒的威力认识不足，隔离及防护措施做得不够到位，因此与 SARS 患者密切接触的人很快就被感染了，这较好地解释了为何最早出现 SARS 聚集性暴发的地方是医院，有些医护人员甚至牺牲在了抗击 SARS 的第一线。

SARS 病毒的主要传播途径包括飞沫传播和接触传播。其中，飞沫传播只有在与传染源近距离接触时才可能实现，离传染源 1 米以外是相对安全的，2 米以上则是绝对安全的。因为含有病毒颗粒的飞沫还可附着在物体表面，如公交车把手、电梯按键，所以如果触碰后没有洗手，再接触口腔、鼻腔、眼睛等黏膜，也有可能被感染。

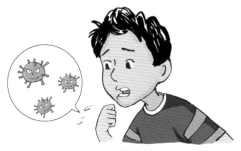

飞沫传播

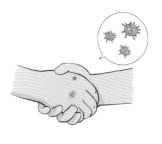

与患者接触（被污染的手）

拉响新发传染病的警报

病毒学家拉尔夫·巴里奇说，在石正丽教授采样的许多蝙蝠栖息地，包括云南的那个洞穴，"不同病毒不断地混杂在一起，为危险的新病原体的出现创造了一个绝佳的机会"。可云南山洞中蝙蝠携带的病毒为什么会传播到1000公里外的广东呢？虽然果子狸并非SARS的源头，但它传播SARS病毒是事实。基于此，科学家提出了这样的猜想：云南养殖场的果子狸可能偶然感染了蝙蝠SARS样冠状病毒，被贩卖到广东后，病毒进一步在市场上的果子狸之间传播、重组、变异，最终产生了人传人的SARS病毒。不过，这一切都只是推测，真相已不可能被还原了。

2004年9月，SARS风暴刚刚平息没多久，国际野生生物保护学会在纽约召开会议，提出"One world, One health"的理念，指出人类健康与动物健康、环境卫生是密切联系的，同时强调野生动物及生态环境因素对新发传染病的发生和流行至关重要。

作为21世纪人类出现的第一个严重流行的新疾病，SARS就是一种新发传染病。据统计，在新发传染病中，人畜共患病约占60%，其中野生动物占比70%以上。对于这种新发传染病的预防，从源头上来说，必须禁止违法买卖和食用野生动物，减少对野生动物栖息地的侵扰。因为，无论是食用野生动物，还是与野生动物过度接触，都为病毒从野生动物向人类的传播创造了条件。

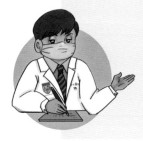

作为21世纪人类出现的第一个严重的新发传染病，SARS给我们留下了太多教训。

人类肆意杀戮野生动物，破坏野生动物栖息地，必将遭到大自然的惩罚。

禁止违法杀戮、买卖野生动物，尽量减少接触野生动物，切勿食用未经检疫的野生动物、生鲜等，不要为了"尝鲜"而冒险。

MERS：
引爆中东的"新非典"

你将了解：

MERS 和 SARS 的区别

MERS 病毒的自然宿主

哪些人群需要警惕感染 MERS 病毒

2012 年 6 月 13 日，沙特阿拉伯一名 60 岁的男子因发烧、咳嗽、呼吸困难入院。在此之前，他已发烧 7 天。之后的一周多内，他的病情急速恶化，最终因呼吸和肾衰竭死亡。为了找到病因，医生先后检测了多种常见的病毒，但结果均呈阴性。后来，病毒样本被送往荷兰的实验室，医学专家们发现这是一种从未见过的冠状病毒。同年 9 月，在另一名出现急性呼吸衰竭症状和急性肾损伤的患者身上也检测出了相同的病毒。这是一名卡塔尔人，曾在 7—8 月到沙特阿拉伯旅行，但他并未与第一名患者有过接触。此后，疫情在中东地区暴发，并扩散至全球。2013 年 5 月 23 日，世界卫生组织将这种疾病命名为"中东呼吸综合征"（简称 MERS）。

一场没有硝烟的 MERS 阻击战

自发现首例病例后，沙特境内开始频繁报告 MERS 病例。截至第二年 6 月，已有 47 例确诊病例，病死率约 60%。

病毒不断地扩散，欧洲、亚洲、美洲都未能幸免……截至 2015 年 5 月，全球累计报告确诊病例 1139 例，其中 431 例死亡，病死率接近 40%。

2015 年 5 月 26 日，一名韩国籍男子乘飞机抵达香港，经深圳口岸入境广东惠州。翌日晚 10 点，广东省接到世界卫生组织通报，得知该男子是韩国一名 MERS 患者的密切接触者，且已出现发热症状。11 点，广东省和惠州市各单位连夜展开工作，专家组被紧急派往现场，当地开始全面排查。

短短 4 个小时后的 5 月 28 日凌晨，惠州市找到该疑似患者，将其送往定点医院，并对初步发现的 35 名密切接触者就地隔离观察。同日，韩国证实该男子的父亲、哥哥都是 MERS 确诊病例。5 月 16 日，该男子曾前往医院探望父亲，并在三天后开始发烧。

5 月 29 日，经核酸检测，该男子被确诊，成为我国首例输入性 MERS 病例。同日，香港开始排查密切接触者。

5 月 31 日，该男子病情加重，广东省派出第三批专家组进行救治。与此同时，其密切接触者已追踪到 64 人。

6 月 2 日，该男子病情好转。广东省追踪到的密切接触者增加到 69 人。

6 月 10 日，75 名密切接触者经 14 天观察解除隔离，同时该男子连续四天无发热。

6 月 19 日、25 日，该男子两次核酸检测均为阴性，符合出院标准。

经过近一个月的积极救治，6 月 26 日，中国首例输入性 MERS 病例出院回国。同时，其密切接触者无一发病，院内医务人员零感染。根据世界卫生组织的记录，我国此后再无感染病例出现。

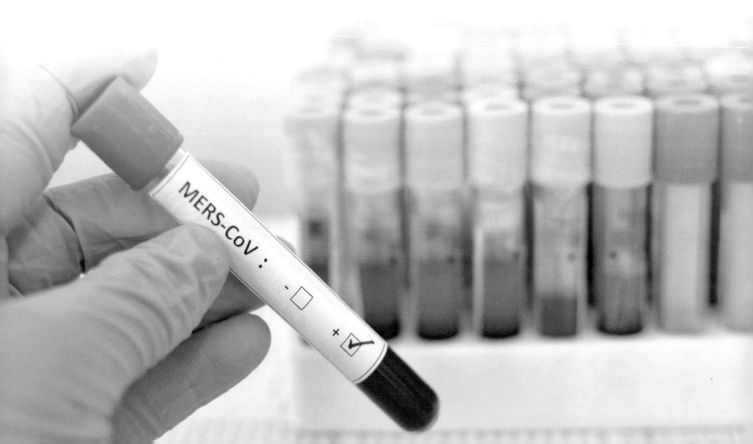

启示

　　从世界卫生组织 27 日晚上 10 点通报中国算起，广东方面只用了 4 个小时，就于 28 日凌晨 2 点把这名韩国男子从酒店送到医院进行隔离，还迅速地采集了标本，锁定了众多密切接触者，将疫情扼杀于萌芽之中，可见中国应急响应的速度之快、效率之高，而这一切离不开 2003 年 SARS 疫情后，我国在公共卫生体系建设、疫情防控、口岸检疫、危重症救治及信息公开等方面所付出的努力和取得的成效。对于中国的防控反应，世界卫生组织的专家也作出了积极评价，称"中国卫生部门的迅速行动减少了中国发生更大疫情的风险"。

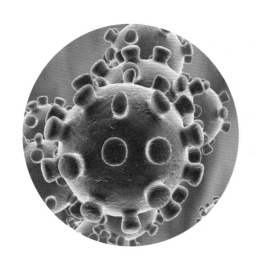

病毒小档案

中东呼吸综合征冠状病毒，英文简称 MERS-CoV

呈球形，表面有皇冠状突起

基因与多种蝙蝠冠状病毒相似

人畜共患病毒，人际传播力不强，比较脆弱，惧怕高温

自然宿主是蝙蝠，中间宿主是单峰骆驼

一种高致死率的超级病毒

　　突如其来的 MERS 唤起了人们对于"非典"的惨痛记忆。由于 MERS 病毒和 SARS 病毒一样都属于冠状病毒，因此也有学者把 MERS 称为"新非典"。

　　大多数 MERS 患者的症状类似"非典"，除了发热、咳嗽以外，还可能出现严重的肺炎和急性呼吸窘迫综合征。急性呼吸窘迫综合征，也伴随严重的呼吸困难。健康者的肺本应像海绵一样富有弹性，通过吸入氧气、呼出二氧化碳完成呼吸功能，而 MERS 患者的肺因为病毒的破坏，充满大量坏死物质，再也容不下足够的空气，从而导致患者不得不进行机械通气，更有甚者需要体外膜肺氧合（ECMO）。此外，MERS 病毒还会攻击胃肠道、肾脏等，破坏这些器官的正常功能。2003 年，SARS 的致死率约为 10%，而 MERS 的致死率高达

40%，可见 MERS 病毒的杀伤力更强。但所幸"尺有所短，寸有所长"，MERS 的传染性没有 SARS 那么强。

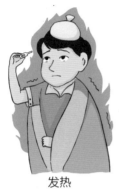
发热

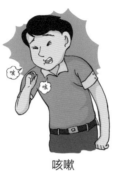
咳嗽

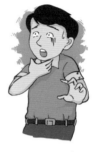
呼吸困难

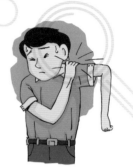
肌肉酸痛

谁是"新非典"的幕后黑手

面对一种新发现的病毒，最重要的是确定它从何而来及如何传播。根据先前对冠状病毒的了解，人们认为蝙蝠作为病毒自然宿主的"嫌疑"很大。于是，科学家们从蝙蝠身上提取了唾液、血液和粪便样本，最终分离出一种和 MERS 病毒高度相似的冠状病毒。同时，他们还培养了一些蝙蝠体内的细胞，在人为地加入 MERS 病毒后，发现 MERS 病毒能够在这些细胞里寄生。种种信息都提示 MERS 病毒可能来自蝙蝠，但奇怪的是这些病人在日常生活中并未接触过蝙蝠。

直到科学家对中东常见的一种动物——单峰骆驼进行了研究，新的线索才浮出水面：一名沙特阿拉伯患者每天和自己养的骆驼亲密接触，在他发病前一周，有骆驼出现了流涕的症状，而在该患者和骆驼鼻腔的分泌物中都检测出了 MERS 病毒。科学家们在此基础上进行了更深入的调查，发现许多患者都曾接触过单峰骆驼，不少单峰骆驼体

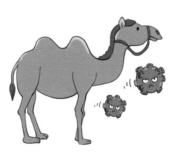
与骆驼接触

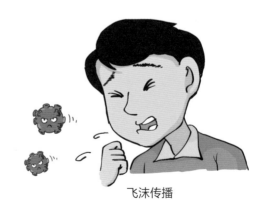
飞沫传播

内都带有病毒或病毒抗体。

由此推测，MERS病毒的源头还是蝙蝠，单峰骆驼则作为"二传手"，即中间宿主，将病毒传播给人类。至于一部分没有接触过单峰骆驼的病人，他们大多因为和患者有过亲密接触而感染。因此，人与人之间的飞沫也可传播 MERS 病毒。

防范病毒传播的全球化

著名的病毒学家斯蒂芬·莫尔斯曾说："病毒不会移动，但是很多病毒都到过世界各地。"

MERS 曾一度从中东蔓延至非洲、欧洲、亚洲和北美的 25 个国家，但在我国却并未引起大流行，这归功于我国在严防输入上做出的努力。目前，中东地区仍不定期出现 MERS 散发病例。世界卫生组织建议，在前往 MERS 高发的中东地区时，应注意个人卫生，佩戴口罩，避免与骆驼亲密接触，不要吃骆驼肉或喝生的骆驼奶，更不能与感染者进行密切接触。

MERS 疫情虽然暂时告一段落，但不会永远消失。世界卫生组织驻华代表施贺德博士在《环球时报》的一次采访中表示，全球化和人员流动频繁使 MERS 类疾病传播成为常态，"传染病的出现及传播有多种原因，比如全球人口不断地增加、越来越多的人与动物毗邻生活等，这些都为病毒在动物和人之间传播创造了机会。同时，随着国际贸易和旅游业的不断发展，如今，一个航班就能让医院和诊所内的新型病毒传到全球。防范病毒全球化，关键是全球卫生医疗界紧密合作，及时发现新病毒并高效互通信息，继而迅速有效地应对。"

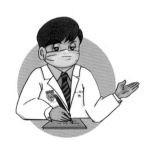

死亡率奇高的"新非典"须警惕、严防。
全球卫生系统紧密合作，高效沟通是关键。
每个人应做好自己的手卫生，佩戴口罩。
切勿食用未煮熟的动物类食品，或与动物过于亲密地
接触。

新冠肺炎：
不能承受的"王冠"之重

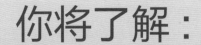

你将了解：

为什么"钻石公主号"成了"海上监狱"

新冠病毒的传播能力有多强

如何避免接触新冠病毒

2019 冠状病毒病（COVID-19）又称新型冠状病毒肺炎，简称新冠肺炎，它犹如一场突如其来的风暴，使世界各国面临着一场严峻的考验。和 1918 年的大流感、2003 年的 SARS 相似，此次新冠肺炎疫情也是一种全新的以呼吸道传播途径为主的传染病，在全球范围内传播流行，且因各年龄段人群均没有抵抗力，造成了大量人员感染和死亡。我们都知道，病毒的繁殖、传播需要适宜的环境，而人员高度密集、空间相对封闭的"海上度假村"——邮轮恰恰是传染病蔓延的理想场所，尤其是那些已有确诊或疑似病例的邮轮。其中，"钻石公主号"一度成为全球关注的"海上监狱"。

一艘无法靠岸的恐怖邮轮

作为全球十五大最豪华邮轮，"钻石公主号"是世界级邮轮品牌"公主号"系列船队中体积最庞大、设施最完善的顶级豪华邮轮之一，犹如一座海上的五星级酒店。然而天有不测风云，这座移动的海上梦幻城堡，竟给 3000 多人带来了梦魇般的体验。

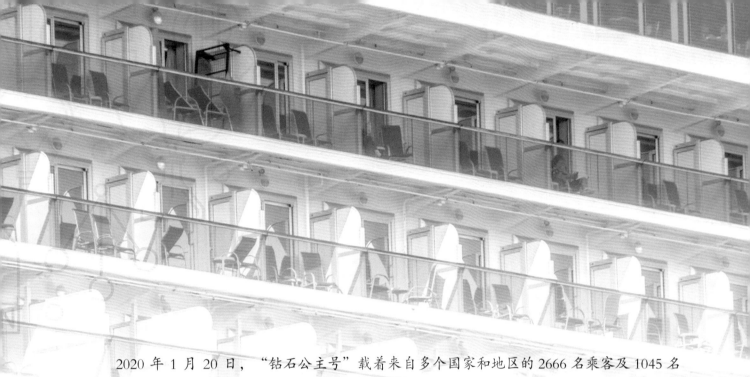

2020 年 1 月 20 日，"钻石公主号"载着来自多个国家和地区的 2666 名乘客及 1045 名船员，从日本横滨出发。

1 月 23 日起，一名 80 岁的香港乘客出现咳嗽的症状；1 月 25 日，他在香港下船，2 月 1 日被确诊感染新冠病毒。2 月 3 日晚，邮轮提前返回横滨，开始进行大规模检疫。由于首轮病毒检测结果不乐观，2 月 5 日起，"钻石公主号"滞留横滨港，开启了为期 14 天的海上隔离——所有乘客都被严格要求待在自己的房间内，不能外出活动，一日三餐由专人送到门口。随着确诊病例的与日俱增，这艘曾经令人心驰神往的豪华邮轮俨然变成了一艘无法靠岸的"恐怖邮轮"。

2 月 6 日，确诊人数为 20 人。

2 月 7 日，确诊人数为 61 人。

2 月 8 日，确诊人数为 64 人。

2 月 9 日，确诊人数为 70 人。

2 月 10 日，确诊人数为 135 人。

2 月 11 日，确诊人数为 174 人。

2 月 12 日，确诊人数为 218 人。

…………

最终，"钻石公主号"累计报告 712 例新冠肺炎确诊病例，其中有 13 名患者不幸离世。

为什么"钻石公主号"上有如此多的乘客感染新冠肺炎？因为邮轮本身就是一个"病毒传染的实验模型"！海上邮轮对密闭性的要求非常高，其结构主要分为面积极小的私人客舱和面积颇大的公共空间。私人客舱是一间小卧室，空间狭小、密闭，且大部分房间的空气交换都通过中央空调系统，反而有助于病毒游走于各个角落，导致乘客直接暴露在病毒面前。而餐厅、酒吧、剧场等公共空间作为人员聚集地，也是病毒传播的绝佳环境。此外，邮轮上的工作人员防护力度不足，感染病毒后仍继续为乘客发放食物、物资等，又将新冠肺炎传给了更多的人。

启 示

　　独立的船舱，漂泊在海上，看似是一个理想的隔离场所，其实却是一个研究新冠病毒在封闭群体中传播的实验室——在没有新外来传染源介入的情况下，病毒在船舱中以其特有的方式快速传播。由上文可知，"钻石公主号"的海上防疫隔离措施显然是一次失败的尝试：邮轮上的隔离措施完全不符合相关要求，邮轮内区域的划分并不合理，可能的感染区和未感染区也没有区分开；人员可随意走动，物品在各区域随意传递；船员之间未完全隔离，仍一起吃饭、喝水；船舱看起来是一个个独立的空间，其实不然。事实证明，仅靠"隔离"并不能有效地阻断传播，没有切实做到"切断传播途径"，整艘邮轮反而成为病毒传播的温床。

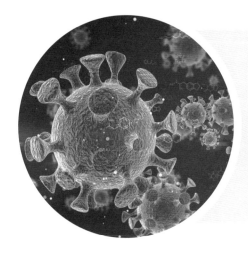

病毒小档案

新型冠状病毒，属于 β 冠状病毒属
呈球形或椭圆形，表面有钉状突起
对紫外线和热敏感
酒精、含氯消毒剂等脂溶性溶剂均可有效灭活
自然宿主和确切的中间宿主暂不详

戴"王冠"的病毒来势汹汹

　　冠状病毒是在动物及人体中发现的一个大型病毒家族，因形态在电镜下观察类似中世纪欧洲帝王的王冠而得名。在以往人群中发现的能够致病的冠状病毒有6种分型，包括SARS-CoV、MERS-CoV等。2019年12月底，中国武汉出现了一系列不明原因的肺炎。2020年1月7日，中国疾病预防控制中心把多名病毒性肺炎患者中分离到的病原体确定为一种新型的冠状病毒，也就是第7种可感染人的冠状病毒。1月11日，第一株该冠状病毒的全基因组序列被公布。1月12日，该病毒被世界卫生组织暂命名为2019-nCoV。2020年2月11日，国际病毒分类委员会正式命名该病毒为SARS-CoV-2（严重急性呼吸综合征冠状病毒2）。

新冠肺炎的传染源主要是感染新型冠状病毒的患者，隐性感染者（即无症状感染者）也可能成为传染源。科学家们认为，经呼吸道飞沫传播和接触传播是新冠病毒的主要传播途径，特殊情况下也存在经气溶胶传播的可能。多地还从确诊患者的粪便中检测出 SARS-CoV-2，这说明存在粪口传播风险。母婴传播途径则有待研究证实。研究表明，新冠肺炎的传播力超出了 2003 年"非典"（SARS）的传染性。

由于新冠肺炎是一种新发传染病，因此人群没有免疫力，普遍易感。老年人及有基础疾病者感染后通常病情较重。该病的潜伏期为 3—7 天，一般不超过 14 天。临床症状主要表现为发热、乏力、干咳，少数患者伴有鼻塞、流涕、腹泻等症状，部分患者仅表现为低热、轻微乏力等。重症患者多在感染 1 周后出现呼吸困难。

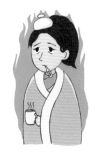
发热

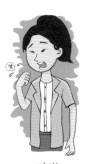
咳嗽

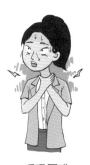
呼吸困难

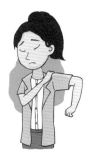
肌肉酸痛

新冠病毒的源头尚无定论

2020 年 3 月 31 日，世界卫生组织宣布新冠肺炎进入全球大流行。截至 2020 年 6 月末，全球累计确诊人数已超过 1000 万例，死亡人数超过 50 万例。新冠肺炎疫情来势凶猛，百年罕见，但病毒到底源自何时、何处、何物仍是不解之谜。新冠病毒的溯源包括流行病学调查、宿主筛查、病毒分离鉴定和基因组分析等多个环节，过程漫长且存在不确定性。目前，新冠病毒的溯源还在研究之中，新冠病毒的源头尚无定论。

新冠病毒具有极强的致病性和极高的传染性，从传播范围、临床症状和重症率来看，它是有史以来人类最难对付的病毒之一。科学家

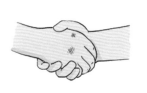
与患者接触（被污染的手）

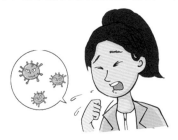
飞沫传播

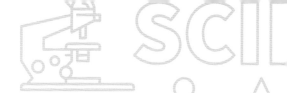

阐明新冠病毒致病机理和传播机制还有很长的路要走。在全球大传播过程中，新冠病毒的基因序列会出现变异，至于某些变异是否会影响病毒的感染能力以及在研疫苗的有效性，仍有待我们进一步探索。目前，尚无用于治疗新冠肺炎的特效药和预防感染的疫苗。

避免接触才能阻断病毒传播

预防新冠肺炎的最佳方式就是避免与新冠病毒接触。为了减缓传播，可采取以下措施：

第一，在人群密集的区域佩戴口罩。建议佩戴一次性医用口罩，不推荐使用纸口罩、活性炭口罩、棉纱口罩和海绵口罩。人员密集场所的工作人员和警察、保安、快递员等从业人员，以及居家隔离、共同生活人员，建议佩戴医用外科口罩或符合 N95/KN95 以上标准的颗粒物防护口罩。

第二，保持良好的个人卫生习惯，勤洗手，经常使用肥皂、水或含酒精的洗手液洗手。咳嗽、打喷嚏时要用手肘或纸巾盖住口鼻，使用后将纸巾扔进封闭的垃圾桶，并用含酒精的洗手液或肥皂和水清洗双手。避免触摸眼睛、鼻子和嘴巴。

第三，保持社交距离，与他人保持至少 1 米的距离，尤其是咳嗽、打喷嚏和发烧的人。

第四，室内经常通风换气，促进空气流通，打扫环境卫生，保持家具清洁，勤换衣服和被褥等。

第五，由于冠状病毒在不锈钢、塑料或布等干燥的物体表面可存活 1 天或数天，因此须定期清洁和消毒经常接触的物体表面。

第六，切勿吃未经检疫的野生动物、生鲜等食品，不要为"尝鲜"而冒险。

第七，一旦出现呼吸道感染症状如咳嗽、流涕、发热等，应居家隔离休息，持续发热不退或症状加重时务必及早就医。

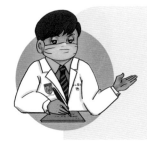

疫情期间，防大于治。

勤洗手，戴口罩，保持社交距离。

从高风险地区归来后如出现发热、咳嗽等症状，请做好自我隔离，及时就医。

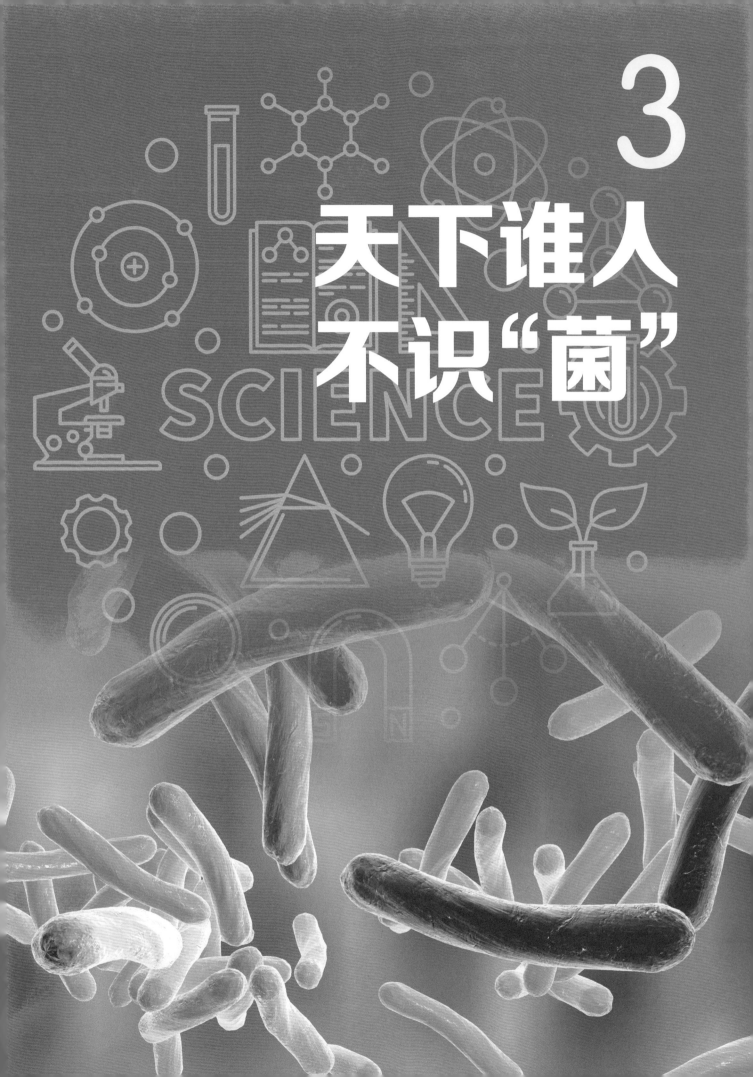

3

天下谁人
不识"菌"

鼠疫：
席卷欧洲的"黑死病"

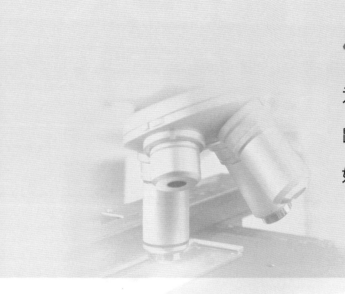

你将了解：

为什么鼠疫被称为"黑死病"

鼠疫如何从老鼠传到人类身上

如何预防鼠疫

欧洲历史上令人谈之色变的查士丁尼瘟疫和黑死病，因主要传染源为鼠类，在现代医学中被称为"鼠疫"。鼠疫传染性强，致死率高，传播迅速，至今仍位列我国法定传染病的首位，是最危险的"一号病"。据记载，鼠疫在人类历史上曾有三次大流行，它的出现通常伴随着时代的剧变：第一次断送了罗马帝国复兴的希望，第二次推动了文艺复兴的发展，第三次则预示着现代医学的兴起。

欧洲挥之不去的梦魇

公元 542 年春天，君士坦丁堡。

查士丁尼皇帝复兴罗马帝国的伟业正如火如荼地开展，他的士兵已横扫了北非，占领了西班牙东南部，又征服了意大利。然而，恐慌在首都的各街道暗巷间悄悄蔓延。市民们恐惧万分——不知为何，许多人得了怪病：他们发起高烧，脖子、下巴、腋窝、腹股沟等地方长出了坚硬红肿的包块，有的人呼吸困难，有的人发疯说胡话。不久后，他们都会死去。医生对此束手无策，甚至自己都染上了这种怪病。市民们只有逃难，但死神的脚步紧跟着他们来到了地中海沿岸各个城市。君士坦丁堡每天有将近 5000 人失去生命，尸体根本来不及掩埋……

公元 1347 年，佛罗伦萨。

"行人在街上走着走着突然倒地而亡；待在家里的人孤独地死去，在腐烂的味道被人闻到前，无人知晓；每天，每小时，大批尸体被运到城外；奶牛在城里的大街上乱逛，却看不到人的踪影……"这是意大利作家薄伽丘在其短篇小说集《十日谈》中对故乡的描写。瘟疫在城内蔓延，得病的人全身皮肤广泛出血，或出现大块瘀斑，皮肤发紫，他们会在三天内死去，死去时全身发黑。人们称之为"黑死病"。佛罗伦萨的大部分人死去了，这次瘟疫席卷全欧洲，夺走了 2500 万人的生命，约占总人口的三分之一……

1894 年，香港。

那个重创了欧洲的"黑死病"又来了！但这一次，瑞士科学家耶尔森从患者肿大淋巴结的脓液中分离出一种杆状细菌，又通过解剖证明了老鼠和这次瘟疫的关系。人类开始对鼠疫有了真正的认识，并通过科学的防治措施，使疫情得到控制。

启示

《瘟疫与人》一书的作者威廉·麦克尼尔认为，第三次鼠疫大流行虽然传播速度之快、波及地区之广远超前两次，但因为得到了医生团队的有效遏制，堪称现代医学中"最富有戏剧性的胜利"。科学家们的努力让我们对鼠疫的治疗和预防有了更多的了解。随着抗生素的发明，到了 20 世纪中叶，鼠疫成了一种容易治愈的疾病，而公共卫生和居住环境的改善也切断了鼠疫的传播途径。

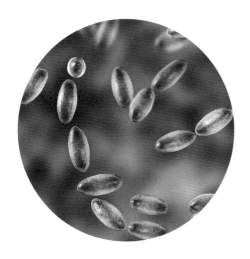

细菌小档案

鼠疫耶尔森菌，亦称鼠疫杆菌
身材短小，呈椭圆形，身披荚膜
主要寄生在老鼠、土拨鼠等啮齿动物体内
喜欢待在低温的环境以及痰、跳蚤粪便、尸体内

"黑死病"究竟有多可怕

鼠疫有数小时至数周长短不一的潜伏期，包括腺鼠疫、肺鼠疫、败血症型鼠疫等三种类型，全身表现为发高烧至 39℃—41℃、发抖、剧烈头痛、呕吐、呼吸急促、意识不清等。

腺鼠疫最为常见，其特征是淋巴结肿大，在腹股沟、腋下、腋窝、颈部等地方长出圆形的包块。病人在发热的同时，淋巴结迅速长大、变硬、红肿，按压时有疼痛感。肺鼠疫病人主要表现为剧烈胸痛、咳嗽、咳粉红色泡沫痰或鲜血痰。败血症型鼠疫又称暴发型鼠疫，是最凶险的一种，病人除了发高烧、神志不清、昏迷等严重的全身表现外，皮肤也会大面积出血，出现瘀斑、发紫，甚至坏死。病人的病情发展非常迅速，常在 3 天内去世，去世后尸体呈黑紫色，故俗称"黑死病"。

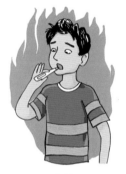 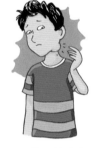 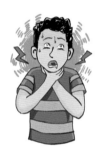 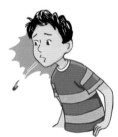 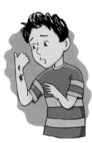

发热　　　　　淋巴结肿大　　　　呼吸困难　　　　　血痰　　　　　皮肤坏死

耶尔森菌、老鼠和跳蚤：罪魁祸首三人行

造成鼠疫的元凶——鼠疫耶尔森菌是一种两端钝圆的短小细菌。细菌体外有一层荚膜，可以保护它不被人体内抵御外敌入侵的免疫细胞杀死。它的致病武器是两种毒素：一种叫鼠毒素（也叫外毒素），主要通过破坏血管引起出血；另一种叫内毒素，可以引起发热、组织器官内溶血，破坏各个器官。鼠疫耶尔森菌在潮湿低温的环境、痰、跳蚤的粪便、尸体中可以存活很久，干燥的环境、酒精以及晒太阳、加热等方式则可以消灭它。

为何鼠疫有如此大的杀伤力？除了耶尔森菌和老鼠，跳蚤也是一大帮凶。感染耶尔森菌的老鼠被跳蚤叮咬后，耶尔森菌便转移到跳蚤体内；它们快速繁殖，堵塞了跳蚤的消化道，使跳蚤无法吸入人血，只能更加疯狂地觅食；在叮咬的过程中，耶尔森菌便趁机进入人体——这就是"鼠—蚤—人"的传播方式。由于这种细菌在痰、脓、血中也可以存活，因此健康者在接触感染者的上述体液后，耶尔森菌会通过皮肤破损处进入人体血液，引发败血症型鼠疫，或者吸入肺鼠疫病人咳嗽所产生的飞沫，感染肺鼠疫——这就是"人—人"的传播方式。进入人体后，耶尔森菌喜欢停留在淋巴结、肺部或顺着血管到全身各器官"旅游"，引起各种症状。

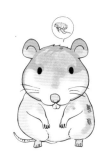 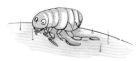 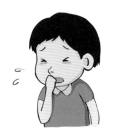

跳蚤叮咬　　　　　　　　　直接接触　　　　飞沫传播

和野生动物保持安全距离

对于新时代的我们来说，鼠疫远不如 SARS、流感、新冠肺炎等传染病"有名"，这得益于抗生素的问世和我国对该病的严格管控措施。目前，这种病仅在我国个别地区有少数散发病例。

如何预防鼠疫的发生？首先，应该控制传染源。一方面，灭鼠，灭蚤，防止鼠疫在老鼠间传播。另一方面，由于病人的体液和飞沫能造成传播，因此病人要严格隔离，密切接触者也应隔离观察。其次，要切断传播途径。比如限制疫区和非疫区间的往来、追踪病人的行动轨迹等。最后，要保护易感人群。随着公共卫生水平的提高，我们身边出现老鼠、跳蚤的概率大大降低，但要强调的是：在动物园、草原等景点游玩时，大家切记要和"网红"土拨鼠保持距离，它们看起来憨态可掬，其实可能是鼠疫杆菌携带者，也会传播鼠疫。"真正友好的野生动物旅游，是只可远观，不可亵玩，我们只有在自然的生态环境下才能真正欣赏到野生动物的美。"在亲近大自然的同时，千万别忘了敬畏之心！

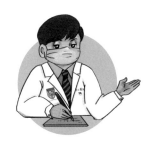

作为我国法定传染病之首，鼠疫并非流传于中世纪的奇闻怪谈。

在亲近自然的同时，应加强个人防护。

注意目的地是否是鼠疫自然疫源地，切勿接触啮齿类动物或病死小动物，善用驱虫剂、驱蚊剂。

霍乱：
元凶竟是饮用水

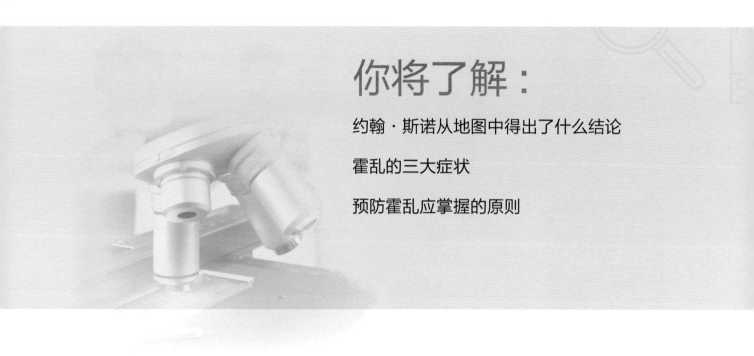

你将了解：

约翰·斯诺从地图中得出了什么结论

霍乱的三大症状

预防霍乱应掌握的原则

霍乱是一种烈性传染病，曾在全球范围出现 7 次大流行，被形容为"曾摧毁地球的最可怕的瘟疫之一"。1831 年，霍乱越过英吉利海峡，潜入"日不落帝国"，20 多年内先后四次暴发，首都伦敦更是沦为重灾区。作为当时欧洲最大的工业城市，伦敦的公共卫生状况极其恶劣，人们居所的地下就是化粪池，排水系统简陋不堪，而这正是霍乱迅速传播的温床。

一幅地图拯救了伦敦

1848 年，令人上吐下泻的霍乱再次肆虐伦敦。对于这种烈性传染病，当时英国社会的主流观点分为两种：一种是"瘴气论"，认为霍乱通过有毒的空气传播；另一种是"传染论"，认为霍乱通过人和人接触传播。

年轻的麻醉师约翰·斯诺对此有不同的看法。他认为，如果霍乱是通过空气传播的，那么发病部位应该是呼吸道或肺部，但大多数患者的第一症状是恶心呕吐，即消化道出现问题，所以霍乱很有可能与饮用水或食物有关。而且他每日接触病人却并没有患病，这也说明了霍乱真正的传播途径一定尚未找到。

　　1854 年，伦敦苏豪区的宽街附近暴发了严重的霍乱疫情。为了证实自己的猜想，斯诺找到一幅伦敦地图，详细地记录下每天死亡病例所处的位置和数量，发现几乎所有的死者都住在宽街的一口水井附近。但为什么水井附近的啤酒厂工人安然无恙呢？在走访中，斯诺得知啤酒厂有自己的水井，而且工人们平时只喝啤酒不喝水，所以没有出现病例。通过一年多的实地采样调查，斯诺最终得出结论：喝过宽街上这口水井里的水的人都发病了，霍乱是通过水源传播的。当水井

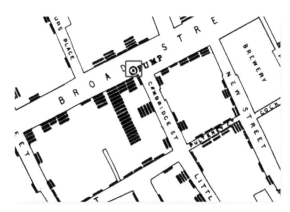

约翰·斯诺调查伦敦宽街霍乱时制作的地图，他用黑色的小短横表示霍乱死亡病例，可以明显看出水井周围的死亡病例较多。

被挖开后，大家发现井水果然早已被附近的化粪池污染了。

　　这幅地图被称为"死亡地图"，它不仅是世界上第一幅传染病调查地图，更是流行病学与现代公共卫生的起点。

启 示

　　斯诺在伦敦的调查工作被认为是首次将流行病学理论付诸实践。他通过科学的分析、严谨的推理，锁定了引发霍乱的元凶——水源，确定了霍乱的传播途径，从而成功地控制了霍乱的蔓延。从那以后，人类充分认识到公共卫生的重要性，保障水源的清洁及排污系统的通畅也被提上世界各大城市的议事日程。今天，在伦敦的宽街还有一家以约翰·斯诺命名的酒吧，门口伫立着一个黑色的水泵雕塑，以纪念这位"流行病学之父"所作出的杰出贡献。

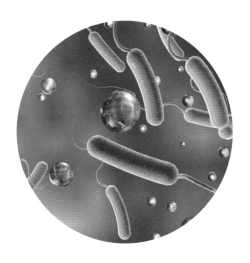

细菌小档案

霍乱弧菌，就是霍乱的致病菌
形似逗号，末端有一根长长的尾巴
运动活泼，在显微镜下犹如夜空中的流星
怕热不怕冷，怕干不怕湿，怕酸不怕碱
主要藏匿于感染者的粪便及被污染的水或食物中

1883 年，德国细菌学家罗伯特·科赫成功地分离出霍乱弧菌，揭开了霍乱致病菌的真面目。霍乱弧菌通常藏匿于感染者的粪便及被粪便污染的水或食物中。它在粪便中可存活数天，在室温存放的食物或砧板上存活的时间更长。如果将被污染的食物放入冰箱，霍乱弧菌甚至能存活一个月之久。

当人们摄入被污染的食物或水时，霍乱弧菌通常会被胃酸杀死。但在胃酸分泌不足、免疫力低下或短时间内摄入大量细菌的情况下，霍乱弧菌就会进入肠道，释放一种毒素，引发剧烈的腹泻、呕吐等症状。如果不及时进行治疗，病人可能会迅速出现脱水，严重者甚至会在数小时内死亡。

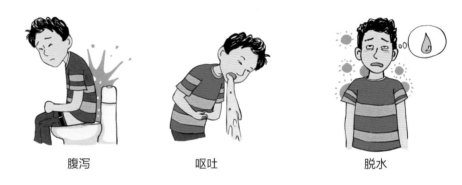

腹泻　　　　　　　　呕吐　　　　　　　　脱水

9 世纪的伦敦坐拥 240 万人口，是西方人口最多的城市，但其中三分之一的人都生活在贫民窟，"脏乱差"的环境和密集的人口加快了霍乱的传播。霍乱可经水、食物、苍蝇以及日常接触传播，其中最主要的传播途径就是饮用被病人粪便污染过的水。霍乱弧菌的常见来源包括被污染的水、街头小贩售卖的食物或饮料、用人类排泄物浇灌的蔬菜、生长在被污染水域的水产品等。

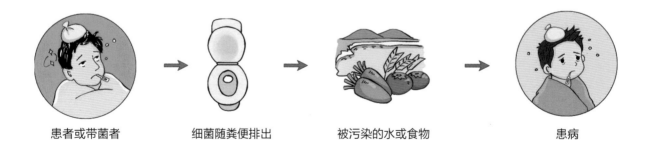

患者或带菌者　　　　细菌随粪便排出　　　　被污染的水或食物　　　　患病

值得注意的是，如果仅仅和霍乱感染者偶然接触，是不太可能感染上霍乱的。不过，大多数霍乱感染者即使症状轻微，但传播疾病的能力丝毫没有减弱。因此，对于症状轻微的感染者，我们也不能掉以轻心，要对他们进行严格的隔离治疗。

保护水源就是保护生命

世界卫生组织调查显示，全球 80% 的疾病与水有关。霍乱弧菌正是通过病人的不断腹泻排出体外，并通过触摸、土壤渗透等方式进入饮用水系统。

随着科学技术与医疗水平的不断进步，目前霍乱在我国极其罕见，但在一些基础设施落后、长期战乱不断的国家及地区仍时有暴发。那么我们应该如何预防霍乱呢？最简单且最重要的方法就是：不吃不干净的食物，不喝不干净的水。如果身处霍乱流行地区，请务必记住以下三点：

第一，消毒水源，通过煮沸或使用专业消毒剂，对洗漱、清洗餐具等用水进行消毒。

第二，避免生食，如未剥皮的水果蔬菜、未经高温消毒的乳制品、来源不明的水产品等。

第三，及时就医，若出现严重的呕吐及腹泻，应高度怀疑是否感染霍乱，及时赴医院检查，以免轻症拖成重症，造成生命危险。

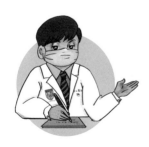

霍乱曾是历史上最恐怖的传染病。

如今，随着公共卫生水平的改善、人类卫生意识的加强以及医学的发展，霍乱已逐渐淡出历史的舞台，但科学家们为此付出的努力不应被历史遗忘。

预防霍乱的发生其实很简单：勤洗手、不吃生食、不喝生水、及时就医。

结核病：
古老的"白色瘟疫"

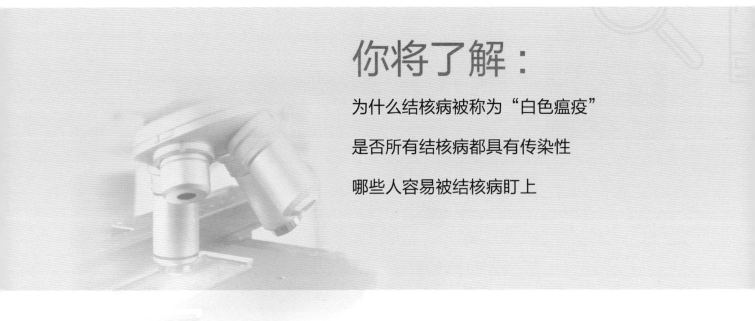

你将了解：

为什么结核病被称为"白色瘟疫"

是否所有结核病都具有传染性

哪些人容易被结核病盯上

1847年12月25日，巴黎，一位名叫阿尔芒的青年怀着悔恨与惆怅，翻开已故爱人玛格丽特的日记："我一直在咯血。哦！倘若你见到我这个样子，一定会难过的。现在，这个满是冰霜的严冬灌在我的胸腔，几乎喘不过气。……"这是法国文豪小仲马的代表作《茶花女》中临近尾声的一幕，女主人公玛格丽特饱受病痛折磨，而咯血、呼吸困难等正是肺结核的典型症状。当然，结核病并非只出现在文学作品中，许多我们耳熟能详的名人也在风华正茂时被这种病夺去了生命：肖邦、拜伦、济慈、雪莱、夏洛蒂三姐妹、契诃夫、卡夫卡、鲁迅、萧红、林徽因……在抗生素出现之前，人们一度只能依靠各种迷信手段来对抗这种古老的疾病，其中最著名的治疗方式便是"国王的触摸"。

摸一摸就能治病？

11世纪至18世纪期间，英、法两国流传着这样一种习俗——国王用手触摸治疗淋巴结核。人们深信，只要国王摸一摸，病人就能够痊愈，这在当时已成为普遍的信仰。

英国大文豪塞缪尔·约翰逊就接受过这种疗法。许多人都知道他编写了第一部现代英语词典，殊不知他小时候体弱多病，曾患有结核病。1712 年，在约翰逊两岁半的时候，迷信的母亲听说由皇室的人触摸身体可以治愈疾病，便把他带到伦敦接受安妮女王的触摸，她是最后一位定期举行触摸仪式的英国君主。在触摸的前一天，年幼的约翰逊接受了宫廷医生的严格检查，以确认他的确患有淋巴结核。次日，他和其他 200 名结核病患者一起参加了仪式，并收到了一枚金色的"触摸纪念币"，硬币两面的图案分别是天使和一艘全速航行的船。

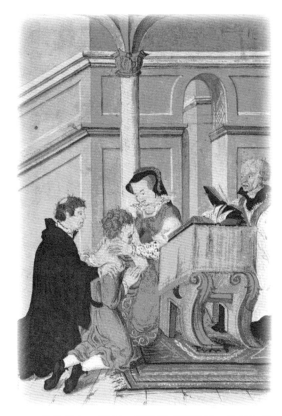

英格兰女王玛丽一世举行"摸治淋巴结核"仪式，当时的人们对疗效深信不疑。

根据詹姆斯·鲍斯威尔在《约翰逊传》中的记载，"别人问他是否还记得安妮女王时，约翰逊曾经很坦白地说过：只有很模糊的印象，仿佛看到一个珠环翠绕的贵妇，和一条长长的黑头巾。后来证明，女王的触摸似乎没有什么效果"。几年后，约翰逊接受了外科手术，打开感染的淋巴结进行引流。这次手术留下的伤疤贯穿了他的一生。

启示

直到 1882 年，德国医生罗伯特·科赫经过 272 次实验发现了结核分枝杆菌，人们才对结核病有了全新的、科学的认识。1921 年，法国细菌学家卡默德和介兰经过整整 13 年的研究，历经 230 次的传代，终于把驯服后的结核杆菌培育成人工疫苗——卡介苗（卡介苗得名于卡默德与介兰这两位科学家姓氏的第一个字，以纪念他们为缔造这项伟大的成就所付出的艰苦劳动）。1944 年，美国微生物学家瓦克斯曼发明了第一种抗结核药物——链霉素，打破了结核病"无药可治"的死局。近两个世纪以来，人类在抗击结核病上取得了多项重要的进展，但这离实现世界卫生组织提出的"到 2030 年终结结核病流行"的目标还有一段距离。

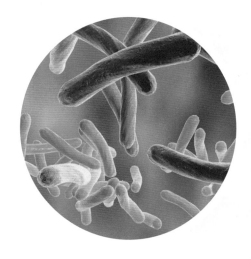

细菌小档案

结核分枝杆菌，简称结核杆菌

身材迷你，个头只有几微米

生长缓慢，忍耐力强

喜欢氧气，以及 37℃的温暖环境

怕热，怕酒精，怕紫外线

隐忍的潜伏者伺机而动

据记载，结核杆菌已在地球上生存了数万年之久。这是一种细长且略带弯曲的杆状细菌，因厚厚的脂质外衣影响其营养吸收，所以繁殖一代往往需要 10—20 小时，这也使结核病成为一种慢性病，治疗周期较长。

结核杆菌是一个隐忍的潜伏者，平时在人体内处于休眠状态，一旦人的免疫力下降，就趁机作乱，大量繁殖。除了头发、指甲以外，结核杆菌可侵入人体的各个器官，从而造成不同的结核病，如肾结核、骨结核、淋巴结核、结核性脑膜炎等。因为它常扎根于氧气充足的肺部，所以 80% 的结核病是肺结核。在鲁迅先生的小说《药》中，小栓因得了痨病"拼命咳嗽""满头流汗"，这里的"痨病"就是指肺结核。肺结核病人的肺部严重受损，身形消瘦，体重减轻，出现乏力、低热、胸痛、盗汗、持续咳嗽超过两周甚至咯血、呼吸困难的症状，更有甚者因肺部血管破裂而死。由于结核病患者大多面色苍白，因此人们称之为"白色瘟疫"。

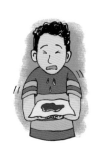

咯血

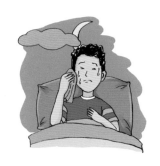

盗汗

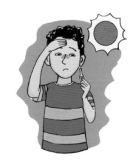

午后发低烧

一旦感染，终身感染

结核病是世界上最古老的疾病之一。无论是我国马王堆汉墓出土的西汉女尸肺部，还是古埃及金字塔中的木乃伊脊柱，甚至是德国出土的新石器时代人类化石上，都发现了这种病的痕迹。

在各类结核病中，只有肺结核具有传染性，因为肺结核是一种经由呼吸道传播的传染病，也就是说只要我们在呼吸，就有可能感染肺结核。结核病的传染源是肺结核病人，以飞沫传播为主。肺结核病人在咳嗽、打喷嚏或大声说话时会产生带有病菌的飞沫，健康的人一旦吸入就会被感染。另外，吐痰也可能造成结核病的传播。结核病人的痰液中含有结核杆菌，待痰液干燥后，细菌会飘浮在空中，再通过呼吸的方式进入他人的呼吸道。

肺结核的可怕之处在于一旦感染，终身面临发病的风险。19世纪，西方普遍用单词"consumption"（消耗的意思）来称呼这种病，因为它会慢慢地消耗一个人的生命。

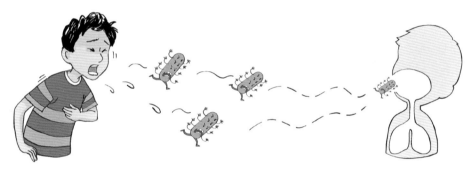

结核病通过带菌者的飞沫传播

结核病防治任重而道远

经过数代科学家的努力，人类已找到了结核病的病因及治疗方法，但我们与结核病的斗争远远没有结束。据世界卫生组织统计，全球约有四分之一的人口感染了结核杆菌。据估计，2018年，全球范围内约有1000万结核新发病例，我国结核患病人数约86万，位居全球第二位。由此可见，结核病的防治工作任重而道远。

作为全球头号传染病杀手，结核病的高发人群包括儿童、免疫力低下者、糖尿病病人、老年人等。对于新生儿、婴幼儿和儿童来说，应及时注射卡介苗，减少结核病的发生。但由于卡介苗的保护作用有限，我们平时还须注意以下几点：

第一，多开窗通风，保持室内空气新鲜。

第二，养成良好的卫生习惯，不混用洗漱用品，不随地吐痰，勤洗手，勤消毒。

第三，咳嗽或打喷嚏时捂住口鼻。

第四，保证充足的睡眠，合理膳食，加强锻炼，提高抵抗力。

第五，若出现咳嗽或咳痰超过两周、午后低热、胸痛、乏力、食欲不振等症状，应及时去医院就诊。

第六，结核病患者必须遵从医嘱，规范治疗，否则容易产生耐药结核。

结核病是一种古老而又顽强的传染病，堪称全球头号传染病杀手。

结核病主要通过空气传播，因此在咳嗽或打喷嚏时应遵守咳嗽礼仪，不随地吐痰。

人人养成良好的卫生习惯，可有效预防结核病的传播，这既是大众健康意识的觉醒，也是社会文明进步的体现。

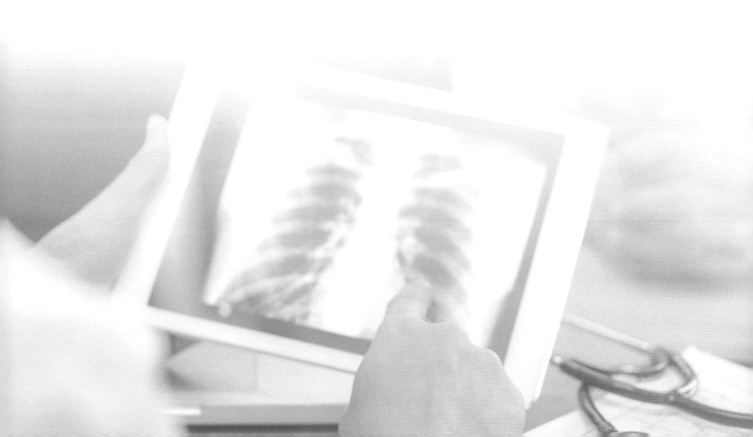

白喉：
令人闻风丧胆的"儿童杀手"

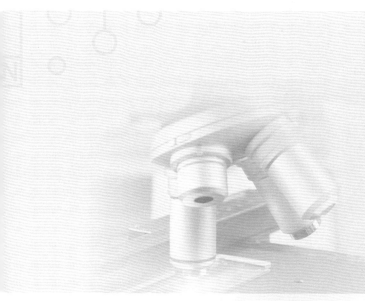

你将了解：

为什么血清疗法能够治疗白喉

白喉杆菌如何致病

抗毒素和类毒素的区别

对现代人来说，白喉是一种古老而又陌生的疾病，但在 19 世纪，它却是威胁儿童健康的头号杀手之一，有"扼杀天使"之称。2019 年底，一部以狗为主角的电影《多哥》获得好评无数。电影根据真实的历史事件改编而成，讲述了 1924 年底，美国阿拉斯加州诺姆镇暴发白喉疫情，由于当时用于治疗白喉的血清已全部过期，为了拯救孩子们的生命，雪橇犬多哥带领小伙伴们日夜兼程，穿越冰冻的阿拉斯加邮路，5 天内往返 1085 公里，最后成功取回血清的感人故事。2011 年，多哥曾被《时代》周刊评选为有史以来最勇敢的动物。而说到勇敢的动物，就不得不提那些提供抗白喉血清的马儿——它们为治疗白喉作出了巨大的贡献。

救命的血清

在历史上，医生对白喉这种病几乎无能为力，因为人一旦患上白喉，咽喉里的细菌就会大量繁殖，从而阻碍呼吸。气管切开术和插管是对抗窒息的一种方法，但这种治疗的效果并不理想，对患儿和他们的父母来说，过程也往往极其痛苦。

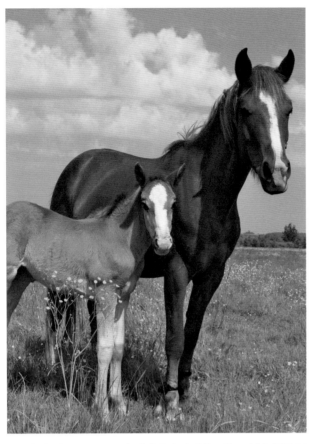

每年的 4 月 24 日为"世界实验动物日",旨在倡导科学、人道地开展动物实验,铭记实验动物为人类健康和医学事业发展作出的巨大贡献。

到了 19 世纪 90 年代末,人们对白喉的认识迎来了巨大的飞跃,"血清疗法"成为第一个真正有效的治疗白喉的方法。通过对白喉细菌的研究,人们发现它会产生一种毒素,而这正是引发白喉症状的元凶。在路易·巴斯德的工作的基础上,法国、德国的科学家从实验室培养的细菌中提取毒素,发现动物暴露在小剂量的毒素下,会建立起对白喉感染的免疫力,这为人们接种白喉疫苗打开了可能性。

1890 年,德国科赫实验室的贝林和北里柴三郎通过把免疫动物的血清注射到患者体内后治愈白喉,这就是历史上第一种白喉抗毒素。(今天,我们可以把抗毒素理解为抗体,即身体用来识别和防御外来入侵者的微小蛋白质。)

为了生产大量含有抗毒素的血清治病救人,研究人员迫切需要找到大型的、血量充沛的动物。在尝试将牛和驴当作"活工厂"后,他们发现马注射毒素后反应最好,通常只表现出低烧。

从那以后,人们开始建立小型抗毒素血清生产中心。纽约市卫生局还建起了自己的马匹饲养基地和放血设施,为当地的医生提供抗毒素血清来源。

启 示

在科学家们的努力下,20 世纪 30 年代,优化的白喉疫苗得以成功研发,并逐渐在各国推广开来,用于免疫接种。而白喉抗毒素的制备,也从采集马的血清这一原始而粗暴的手法转变为使用噬菌体。"和许多故事一样,白喉的故事已从我们的记忆中淡出。对我来说,历史研究是一种乐趣,因为它让我更接近过去的人,但白喉的故事使我第一次感受到与早已逝去的动物的联系。动物在历史上也扮演着重要的角色,这一发现将使我终生难忘。"美国国家历史博物馆的研究员马洛里·华纳在《马是如何帮助人类治愈白喉的》一文中写道。现代医学每一项成就的取得都离不开动物实验。除了奋战在一线的科学家们，也请不要忘记那些为人类健康默默奉献的实验动物。

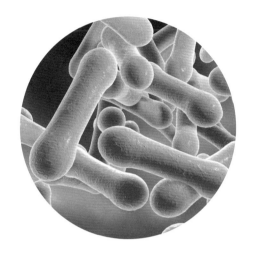

细菌小档案

白喉棒状杆菌，简称白喉杆菌
呈短棒状，粗细不一
对干燥、寒冷和日光的抵抗力较强
对热及一般的消毒剂敏感
主要藏匿在患者的鼻腔、咽喉中

白喉毒素：致命的化学武器

在 19 世纪末法国科学家路易·巴斯德和德国科学家罗伯特·科赫确立细菌学说之前，没有一个人知道"白喉"的真面目。1888 年，巴斯德的两位学生发现滤过的白喉杆菌的培养液比白喉杆菌毒性更强。这说明引起疾病的白喉杆菌本身毒性并不大，细菌制造的化学毒素才具有强烈的致病作用。

白喉毒素能够进入健康的人体细胞，干扰细胞的正常工作，导致细胞死亡。呼吸道作为白喉杆菌主要的藏身地，也是白喉毒素攻击的重灾区。大量死亡的细胞、堆积的细菌和上呼吸道炎症一起作用，便产生了一层坚硬的灰白色膜状物，也就是白喉特征性的假膜。此外，

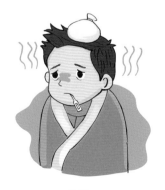

发热

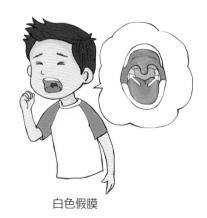

白色假膜

白喉毒素还会进入血液，攻击身体其他部位的细胞，导致细胞死亡，引起相应的症状。

白喉的主要症状包括发热和白色假膜。白喉毒素攻击呼吸道时，假膜逐渐增厚，阻塞气管，可出现憋气、声音嘶哑等；攻击心脏时，可出现心肌炎；攻击神经细胞时，可出现周围神经麻痹。

根据毒素攻击的部位，白喉可分为咽白喉、喉白喉、鼻白喉和其他部位的白喉四类，其中咽白喉较常见。

人类征服白喉的重要的一步

据《剑桥插图医学史》记载，1935 年以前的所有新药中，最震惊世界的当算从柏林的科赫实验室里提取出来的治疗白喉的抗毒素。

当抗毒素投入使用后，伦敦的斯科费尔德医生这样描述他面对的第一例白喉病："我发现这男孩病得很重，他喉咙的整个背面就像一层白色的天鹅绒。我以前从未用过这种新的治疗方法，但还是决定试一试，希望能挽救孩子的性命。我在他胃部的皮肤下注射了小剂量抗毒素，并观察其喉部的变化。我只能把这种奇妙的效果同热辣辣的太阳底下雪的消融相比较。用了第二剂以后，假膜再也不见踪影了。孩子很快就痊愈了。"1901 年，德国科学家贝林因其在血清疗法上的研究，尤其是对白喉治疗的贡献，荣获首届诺贝尔生理学或医学奖。

虽然白喉是一种危险的传染病，但它的传染源是唯一的——白喉病人及白喉杆菌的携带者。白喉杆菌主要存在于患者的假膜、鼻腔及其分泌物内，除了飞沫传播，这种病也可通过直接接触白喉病人损伤的皮肤而传播，还可以通过接触污染物，如学校里孩子们的铅笔、玩具而传播。

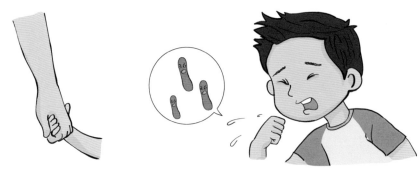

与患者接触（被污染的手）　　　飞沫传播

白喉多发于秋冬或早春季节。目前，这个曾经风云一时的"儿童杀手"在世界上大多数地区都已销声匿迹，因此，只有当本地出现白喉流行或曾与白喉病人或带菌者接触时，才有可能感染白喉。

以毒攻毒：从抗毒素到类毒素

快要窒息的孩子，悲痛欲绝的父母，一筹莫展的医生……今天，我们很难想象白喉曾经是一种多么恐怖的传染病。

白喉抗毒素的应用，使白喉的病死率从 62% 降到 10%。1922—1923 年，科学家们通过用甲醛处理白喉毒素，使其失去毒性，获得白喉类毒素。顾名思义，类毒素和毒素相似，但结构简单，安全性高，能够刺激人体产生保护性抗体。至此，白喉疫苗基本定型。1948 年，研究人员将百日咳疫苗、精制白喉和破伤风类毒素按适量比例配制，开发出用于儿童预防百日咳、白喉、破伤风三种疾病的三联疫苗，简称百白破疫苗（DPT）。这种联合疫苗的开发可以说是历史上最伟大的挽救人类生命的公共卫生事件之一。

白喉疫苗的接种，能够有效降低白喉的发病率和病死率。根据我国规定，6 个月以上至 3 岁儿童应接种百白破疫苗。对于曾密切接触过白喉病人的易感人群，则推荐注射白喉类毒素，以增强免疫力。

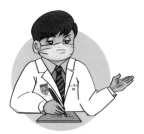

白喉传染性强，可引起多种并发症，严重时甚至可引起死亡。

按时接种疫苗，能有效降低白喉的发病率。

早期诊断、早期治疗对降低白喉病死率至关重要。

百日咳：
揭开久咳不愈背后的真相

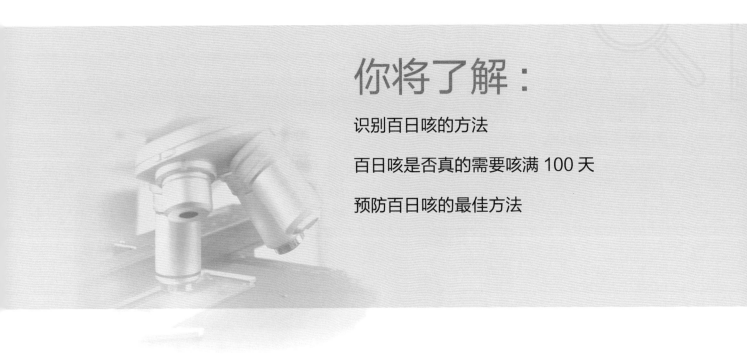

你将了解：

识别百日咳的方法

百日咳是否真的需要咳满 100 天

预防百日咳的最佳方法

"我叫亮亮，我出生 70 多天了。别看我年龄小，我住院的时间可不短，我在传染病医院重症监护室住了 40 多天呢！"2019 年 6 月，国内某新闻媒体以第一人称的口吻，记录了一个刚满月的小患者因百日咳并发严重肺部感染，在重症监护室抢救 40 多天后终于康复的故事。

我在 ICU 的日子

住进重症监护室的那一天，我刚满月，嘴里戴着一根奇怪的管子，与之相连的是一个大家伙，正不断地往我嘴里吹气。周围还有许多不认识的叔叔阿姨，他们和爸爸妈妈说我得了百日咳，而且肺部感染很严重，需要气管插管和呼吸机帮助我喘气，对，就是那根管子和连着的大家伙。

三天后，我终于能自己喘气了，可百日咳还没好，每次总要咳个一分多钟，咳得我满脸发红，脸都憋紫了，医生叔叔说这叫痉挛性咳嗽，严重的时候还会导致窒息。我不懂什么是窒息，就是觉得嗓子里有东西咳不出来，难受极了。后来，护士阿姨往我嘴里塞了一根细细

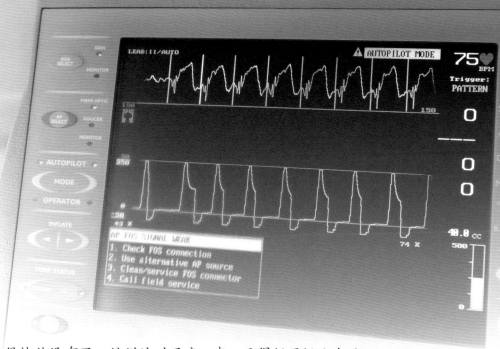

的管子，嗓子里的东西很快就没有了。她说这叫吸痰，我一天得经历好几次呢。

有一天，我咳嗽的时候觉得喘气特别费劲，护士阿姨帮我吸痰也没用。后来，医生叔叔也过来了，氧气吹着我的脸，可是我吸不进去呀，喘气太累了！我不想喘了，我的心脏也不想跳了。我的眼睛睁不开了——这就是窒息的感觉吗？

"血氧饱和度在下降！心率一直下降！"

"立刻使用简易呼吸器！"

"胸外按压！"

"准备气管插管、呼吸机！"

我感觉有东西在往我嘴里吹气，有人在按压我的胸部，一下又一下，是在帮我的心脏跳动吗？可是我好难受呀，喘气太费劲了……

"气管插管成功，连接呼吸机！"

"心跳恢复了！"

"快看，小家伙睁眼了！"

再次睁开眼睛，我看到了叔叔阿姨们的笑脸……

启示

"孩子感冒症状都好了，咳嗽却越来越严重，这是为什么？"不少家长看到孩子久咳不愈，总以为是感冒还没好透。其实，咳嗽不一定是感冒引起的，只有找到引起咳嗽的真正原因，才能帮助孩子有效止咳。百日咳是由细菌感染引起的小儿常见的呼吸道传染病之一，因病程可长达2—3个月，故得此名。不要以为百日咳只是咳嗽的时间有点长，没什么危险，作为百日咳的高危群体，新生儿和婴幼儿因声门较小，极易在痉挛性咳嗽的过程中导致窒息，出现婴幼儿缺氧，严重者还有可能窒息死亡。

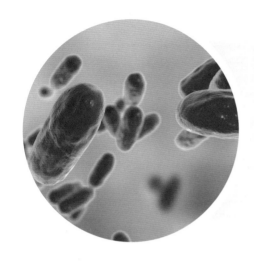

细菌小档案

百日咳鲍特菌，又称百日咳杆菌

形状短小，呈卵圆形

抵抗力弱，对高温、日照十分敏感

主要寄生于人体的气管、支气管

令人揪心的"鸡鸣"

　　百日咳杆菌是百日咳的致病菌，它的撒手锏是其分泌的外毒素。外毒素有导致白细胞增多、抑制免疫细胞功能、损伤呼吸道上皮纤毛、导致细胞变性或坏死等作用。

　　百日咳分为卡他期、痉咳期和恢复期三个阶段。在卡他期，患者出现的症状类似普通感冒，如咳嗽、打喷嚏、流鼻涕、乏力等，一般持续1—2周。由于此时细菌繁殖最旺盛，因此传染性也最强。进入痉咳期，患者的病情最为严重，症状也最为典型。随着细菌开始分泌毒素，呼吸道上皮纤毛运动失调，大量分泌物无法排出，从而刺激人体出现阵发性、痉挛性的咳嗽。患者常常一连出现20—30次咳嗽，继而因窒息而深长吸气，吸气时的声音像鸡叫，因此称为"鸡鸣样吸气"。与白天相比，夜晚时咳嗽更为剧烈。重症患者因严重缺氧，在咳嗽时还会出现面色发紫、呼吸困难等。4—6周后，患者逐渐恢复，咳嗽次数开始减少，直至消失。

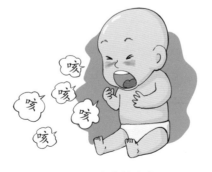

痉挛性咳嗽

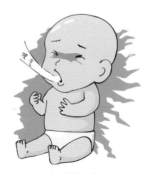

鸡鸣样吸气

真的需要咳满 100 天吗

呼吸道是肺呼吸时气流所经过的通道。百日咳杆菌就是借助空气，从呼吸道侵入人体。百日咳的基本传染数 R0 值为 12—17，即 1 个百日咳感染者可以传染 12—17 个人。当百日咳患者说话、咳嗽、打喷嚏时，细菌会随着飞沫到处扩散，威胁他人的健康。因此，百日咳在家庭成员之间互相传染十分常见。

那么，百日咳真的需要咳满 100 天吗？答案是不一定。这里的"百日"只是一个虚数。百日咳的易感人群为 5 岁以下的儿童。其中，3 个月以下的婴儿发病率尤其高，且病情一般较重，这是因为一方面，3 个月以下的婴儿还未接种百日咳疫苗，对百日咳杆菌缺乏免疫力，另一方面，刚出生的小婴儿抵抗力几乎为零，很容易受到周围细菌的感染。所以，小婴儿的百日咳病程基本是 3—4 个月，大龄儿童的病程会稍短些，但也至少 1 个月左右。

百日咳一年四季都可发生，但多见于冬、春季。感染百日咳后，患者可出现多种特异性抗体，免疫力较持久，只有少数人会再次感染，再次感染的病情一般也较轻。

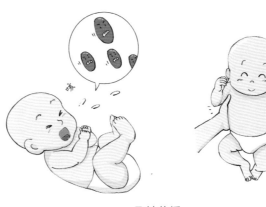

飞沫传播

疫苗不是万能的

小时候，几乎每个人都注射过一种叫百白破的疫苗，其中的"百"指的就是百日咳。自广泛接种百白破疫苗以来，我国百日咳的发病率大幅下降。但近年来，全球范围内的百日咳发病率却呈现显著上升的趋势，难道百白破疫苗失效了吗？

接种百白破疫苗，当然能够有效降低接种者的发病率和死亡率，但值得注意的是，疫苗不是万能的，部分接种者有可能在接种疫苗后仍然发病。有研究表明，即使疫苗反应良好，在接种百白破疫苗10年后，接种疫苗者和不接种疫苗者的发病率并无明显差异。不过考虑到百日咳的主要感染者为5岁以下的儿童，目前，接种百白破疫苗仍是预防百日咳的最主要且最有效的方式。正如流感领域泰斗级教授埃德温·基尔伯恩所说："虽然打了疫苗'狼'没来就是白费功夫，但总比'狼'来了却没打疫苗强呀！"

除了接种疫苗以外，我们还要注意保持室内通风，科学合理饮食。儿童一旦出现久咳不愈的情况，应考虑可能感染百日咳，及时前往医院就诊。如果接触过百日咳患者，可按照医嘱增强注射疫苗或口服红霉素类药物，预防感染。

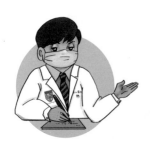

近年来，百日咳的流行有上升趋势。

百日咳主要通过呼吸道飞沫传播。

为了避免百日咳的发生，除了按时接种疫苗外，还应保持室内通风，咳嗽或打喷嚏时须遵守咳嗽礼仪，如出现痉挛性咳嗽请及时就诊。

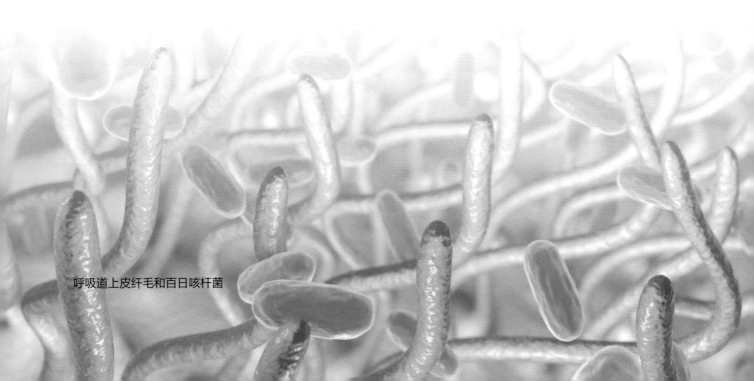

呼吸道上皮纤毛和百日咳杆菌

破伤风：
小伤口也可能致命

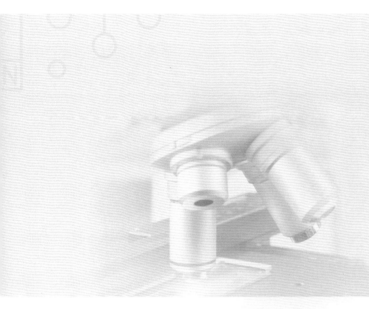

你将了解：

哪种伤口容易感染破伤风

为什么破伤风会引起肌肉痉挛

如何通过人工免疫来预防破伤风

一提起破伤风，很多人不由自主地联想到了生锈的铁钉。其实这并不科学，因为破伤风与铁锈之间没有必然的联系。真正引起破伤风的是一种由细菌释放的毒素，而非铁锈。

一个碎酒瓶引起的命案

19世纪末的一天，一名苏格兰球员在足球场上尽情驰骋。前几天刚下过雨，地面有些泥泞，但这并没有阻挡他的脚步，他优雅地绕开防守，来到门前完成最后一击，进球了！全场一片沸腾，一个球迷不慎将手中的酒瓶丢了出去。在向观众挥手致意时，这名球员不慎被碎酒瓶绊倒，划破了膝盖。由于皮外伤在比赛、训练中并不罕见，他并不在意。

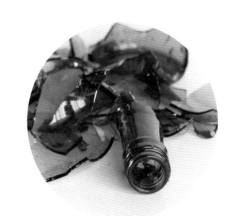

日常生活中，被水果刀划伤，或轻微的皮肤擦伤等伤口都比较浅，且相对洁净，是不易引起破伤风的。

10天后，球员的膝盖还有些肿。队友们发现他比以往更烦躁、易怒。球员则感到训练时更容易出汗，心跳速度也更快了。

两周后，在一次日常训练中，随着教练一声哨响，这名球员突然倒地，牙关紧闭，浑身抽搐，身体后仰，像一张反折的弓，脸上露出古怪的苦笑表情。他随即被送往医院。在病床上，护士却无法喂他进食，因为他的嘴像被锁住了，张不开，口水从嘴角流下。几天后，球员感到胸闷无比，逐渐加重的呼吸困难最终夺去了他的生命。

启示

从文艺复兴时代开始，包括医学在内的科学快速发展。1884 年，德国医学家尼古拉尔在显微镜的帮助下发现了破伤风梭菌，从而揭开了破伤风的"庐山真面目"。危险往往藏在不经意之间。今天，我们知道泥泞的地面中存在看不见的细菌，哪怕是一个不起眼的小伤口，如果没有及时得到正确的处理，也有可能造成严重的后果。

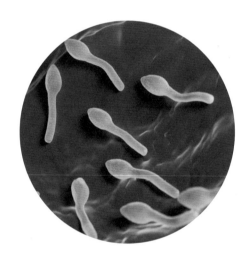

细菌小档案

破伤风梭菌
形似小鼓槌
只能在缺氧的环境中生长繁殖
大量存在于土壤、人体和动物的肠道中

占领神经系统的"无敌破坏王"

每种细菌入侵人体有不同的路线。作为破伤风的病原菌，破伤风梭菌就是从人们的皮肤或黏膜破口进入人体，在伤口深处的缺氧环境中大量繁殖，从而引起感染。破伤风梭菌的真身藏在圆形鼓槌头结构——芽孢里，芽孢如同护盾，热、干燥、消毒剂都难以攻破，只有在 1 小时持续 100℃的情况下才能完全破坏。因此，破伤风梭菌可以在干燥的土壤中存活数十年。

破伤风梭菌是个"无敌破坏王"，它产生的痉挛毒素会沿着神经纤维不断扩散，毒性极强，少量即可置人于死地。顾名思义，痉挛毒素会引发肌肉痉挛，这是因为它破坏了神经纤维的功能，使人体的肌肉只能收缩，无法舒张，长期处于紧绷状态。毒素作用于背部的肌肉，人会保持身体后仰，腰背反折，这种状态称为"角弓反张"；作用于咀嚼肌，人会牙关紧闭，张不开嘴；作用于面部的表情肌，人会露出一种古怪的苦笑面容……最严重时，当毒素作用于协助呼吸的肌肉——位于胸腔、腹腔交界处的膈肌时，人会感到胸口像被紧紧箍住似的，呼吸困难，最终缺氧窒息而亡。

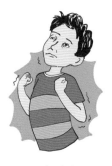 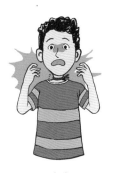

面部痉挛　　　　　窒息

并非所有伤口都会引起破伤风

严格地说，破伤风不是一种传染病，它并不会人传人，主要传播途径是土壤。虽然破伤风梭菌大多通过伤口入侵人体，但这并不意味着所有伤口都会引起破伤风。范德比尔特大学的传染病专家威廉·沙夫纳博士曾表示："不知怎么回事，'有人踩在生锈的铁钉上，并患上了破伤风'的事广为流传。这个故事可能是想告诉人们，生锈的铁钉很脏，上面可能有让人生病的细菌，如果你踩到了，一定要及时处理。但是环境并不一定要肉眼可见的脏，才会让人患上破伤风。例如，被厨房的菜刀切到手也可能得破伤风——在厨房环境中，因为氧气的存在，破伤风梭菌以芽孢形式休眠，能在极端条件下存活很长时间。"

众所周知，人和动物都需要氧气才能存活，但破伤风梭菌偏偏喜

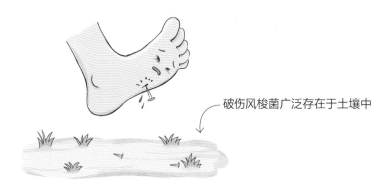

破伤风梭菌广泛存在于土壤中

欢无氧的环境。地面上生锈的铁片、铁钉或玻璃片都可能含有破伤风梭菌，人一旦被划伤、扎伤后，由于造成的伤口窄而深，含氧量很少，且混合着泥土、血块、坏死组织等细菌最爱的"营养成分"，反而为破伤风梭菌提供了绝佳的生长、繁殖环境。

预防破伤风须启动人工免疫

按照国家规定，每个人出生后必须接种百白破疫苗，其中的"破"指的就是破伤风。这种方法的原理是注入一些类似破伤风毒素的物质，它本身并无毒性，不会引起疾病，但能引起人体的免疫反应，好比安排了一场"实战演练"，等日后敌人真的来了，免疫系统就有了对抗的经验。根据国家规范，破伤风疫苗一共需要接种 4 次，大家可以在自己的预防接种证上找到记录。

虽然我们借助疫苗获得了免疫力，但在日常生活中仍不能疏忽大意。一旦被地上的铁钉扎伤，被生锈的铁板划伤，或伤口被污染甚至坏死，应立刻前往医院注射疫苗。根据伤口的污染程度，以及受伤时距上一次注射疫苗时间的长短，处理方式可能会有所不同，但我们只需牢记：出门在外注意保护自己，受伤后及时消毒、及时就诊，遵循医生指示。

如果有些地区因为特殊情况，婴儿在出生时没有接种疫苗，那么更强大的武器——破伤风抗毒素或破伤风免疫球蛋白可以保护他们。这是能直接对抗破伤风毒素的物质，相当于帮免疫系统"搬救兵"。

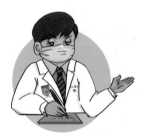

破伤风是一种急性、中毒性的细菌感染疾病，可致死、致残。

预防破伤风，离不开良好的伤口护理和免疫接种。

小伤口也会造成大隐患，如果被扎伤、划伤或被动物咬伤，请及时就医处理伤口。

幽门螺杆菌：
诺贝尔奖光环下的明星细菌

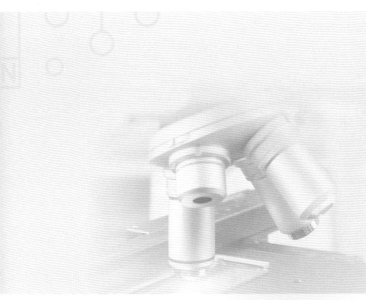

你将了解：

什么是幽门螺杆菌

感染幽门螺杆菌后的症状

如何预防幽门螺杆菌的感染

幽门螺杆菌是世界上人群感染率最高的细菌之一。据统计，我国幽门螺杆菌的感染率高达50%。可别小瞧这小小的细菌，历史上还有一位科学家差点为它搭上性命呢！

以身试菌的科学勇士

故事发生在1979年的澳大利亚。病理学家沃伦在用显微镜观察一位慢性胃炎患者的胃黏膜时发现了一种弯弯的细菌，且细菌周围的胃黏膜总是存在发炎的现象。他意识到这种弯弯的细菌可能和胃炎有着密切的关系，于是找到了好朋友马歇尔。

马歇尔是一名消化科医生，他对沃伦的发现十分感兴趣，两人决定一起合作研究这种细菌。他们通过对更多胃炎患者的胃黏膜进行分析，最终证明这种细菌的确和胃炎有关。此外，这种细菌还存在于大多数胃溃疡患者和近一半的胃癌患者的胃里，这不禁让人怀疑，它是否还有更多恶行。

在发现这种未知的细菌可能致病后，沃伦和马歇尔就对它展开了漫长的"追捕"工作。

1982 年，他们终于成功分离并培养了这种细菌。但是新的问题又来了，这种细菌仅仅是与各种胃病有一点点关系，还是导致以上疾病的罪魁祸首呢？为了证实自己的假说，1984 年的一天，马歇尔喝下了含有大量幽门螺杆菌的培养液。结果不出所料，5 天后，马歇尔突然感到胃痛，经胃镜检查，发现胃黏膜上长满了这种细菌，最后费了好大劲才痊愈。

这下终于可以证明这种细菌能够导致胃炎了。后来，人们将这种弯弯的细菌命名为幽门螺杆菌（Helicobacter pylori，HP）。2005 年，沃伦和马歇尔被授予诺贝尔生理学或医学奖。

启 示

在《消失的微生物》一书中，马丁·布莱泽博士这样写道："（沃伦和马歇尔）发现了幽门螺杆菌，解释了它们在消化性溃疡疾病中发挥的作用……并挑战了'压力过大、胃酸过多导致溃疡病'的古老信条。"的确，在发现幽门螺杆菌的过程中，马歇尔和沃伦不仅表现出惊人的观察力，还展现了非凡的勇气和信念。要知道，诺贝尔奖并不青睐功利主义者，只有在科学的道路上执着追求、不畏艰难的勇士才有可能获此殊荣。

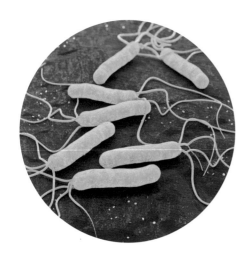

细 菌 小 档 案

幽门螺杆菌，英文简称 HP
目前所知的唯一一种能够在胃部生存的细菌
呈螺旋状，一端有鞭毛
非常娇气，无法长时间暴露在空气中
主要藏匿于唾液、牙垢、胃和粪便里

一分钟了解幽门螺杆菌

你是否经常流连于路边的小吃摊，或点一些来路不明的外卖？你是否像马歇尔一样时常感到胃痛、反酸、胀气、不消化？如果答案是肯定的，你有可能不幸染上了这种讨厌的细菌。

幽门螺杆菌主要生活在人体的消化道。与大多数细菌不同，幽门螺杆菌不仅不会被强大的胃酸杀死，还能在胃里安居乐业、繁衍后代。被幽门螺杆菌感染的胃黏膜经过数周或数月会产生炎症，造成浅表性、慢性胃炎，日常表现为胃痛、反酸、胀气、消化不良等；久而久之，一般性胃炎就发展成胃溃疡、慢性萎缩性胃炎等。而慢性萎缩性胃炎，正是导致胃癌的最主要的因素之一。2012 年，世界卫生组织国际癌症研究机构（IARC）把幽门螺杆菌列为一类致癌物。

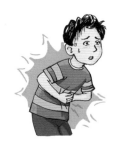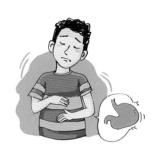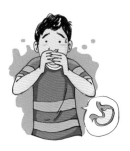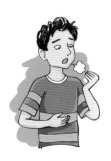

胃痛　　　　　　　胃胀　　　　　　　反酸　　　　　　　口臭

将幽门螺杆菌"拒之口外"

幽门螺杆菌的主要传播途径有口口传播（共用餐具、水杯，亲吻，咀嚼后喂食）、粪口传播（幽门螺杆菌可随大便排出）以及密切接触（家族聚集性）。可见，幽门螺杆菌的感染都是"病从口入"。

以隔壁老王为例。老王是个大忙人，工作特别辛苦，应酬很多，天天在外面胡吃海喝。有一天，他和小学同学老赵一起吃饭，他俩关系特别好，甚至用一个杯子喝水，还互相夹菜。偏巧老赵是幽门螺杆菌感染者，于是幽门螺杆菌从老赵嘴里跑到了老王嘴里。（口口传播）老王呢，平时不太注意个人卫生，有一次上了厕所忘记洗手，紧接着和他的生意伙伴老李握了个手。碰巧老李也是个不注意个人卫生的人，饭前也没洗手，于是幽门螺杆菌又传到了老李体内。（粪口传播）老李感染了幽门螺杆菌之后，出现了胃反酸的症状，就这样，幽门螺杆菌从老王的胃跑到了老李的胃。

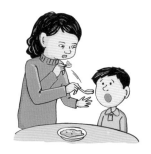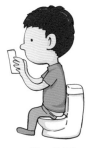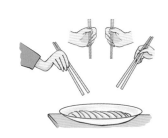

口口传播　　　　　　　　粪口传播　　　　　　　　密切接触

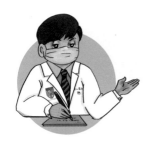

护胃从改变生活习惯开始

从以上例子不难看出，要预防幽门螺杆菌的感染，简单地说，不让这种细菌进入口中即可。注意碗筷消毒、尽量不要共用餐具、饭前便后要洗手、注意口腔卫生、定期更换牙刷等都是避免幽门螺杆菌感染的关键措施。但由于幽门螺杆菌容易人传人，家人之间的亲密接触往往会导致功亏一篑，因此，全体家庭成员必须精诚团结，严格贯彻上述原则，这样才能避免幽门螺杆菌的感染。

并非所有的幽门螺杆菌感染都需要进行治疗，对于一些感染者来说，使用抗生素及其他药物杀灭幽门螺杆菌反而弊大于利。如果你觉得自己或家人可能感染了幽门螺杆菌，应该前往正规的医疗机构进行检测，由专业的医务人员对你的具体情况进行评估，最终决定是否进行治疗。目前最常用、简单、快捷、准确的检测方法是碳13、碳14呼气实验，也就是说你只要吹两口气，就可以检测胃里是否含有幽门螺杆菌。

舌尖也要防"疫"，"餐桌革命"迫在眉睫。
幽门螺杆菌感染者主动与他人分餐。
聚餐时，提倡使用公筷公勺。
饭前便后勤洗手。

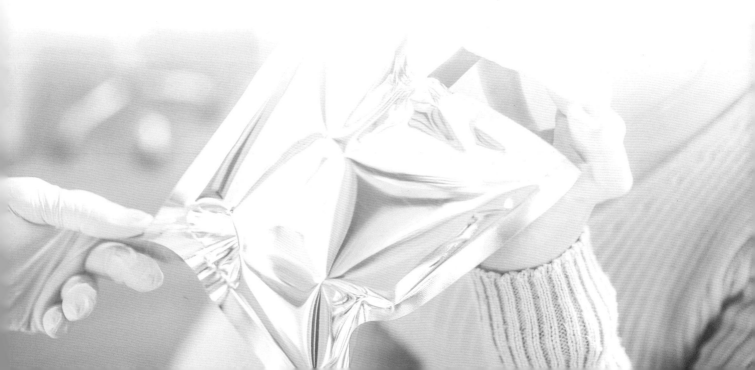

一场没有硝烟的战争

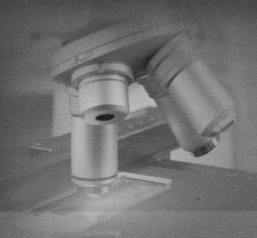

来自地球母亲的信息

2020 年 4 月 22 日，一年一度的世界地球日，联合国官方网站发布了一篇题为 "When Mother Earth sends us a message"（当地球母亲向我们发出信息）的文章。

地球母亲向我们发出了什么信息？为什么要发出这些信息？它们传递出哪些信号？

众所周知，2020 刚一开年，各种不寻常的事件接踵而至：新型冠状病毒肺炎肆虐全球，给全世界人民的生命与健康带来威胁；南半球的澳大利亚山火持续了近 5 个月，大片原始森林被烧毁，无数野生动物葬身火海；世界上最大的珊瑚海大堡礁出现珊瑚群大面积白化现象；另一边的肯尼亚和巴基斯坦人民则饱受蝗灾肆虐带来的饥荒之苦……以上种种难道只是一系列偶然事件？

不！这是地球母亲向我们发出的警告：大自然正在遭受磨难！

古代的人类在大自然的熔炉中苦苦求生，经过数千年的进化和不懈的努力，终于爬上食物链的顶端，成为世界的主人。300 多年来，医学和科技的发展大大延长了人类的寿命；随着全

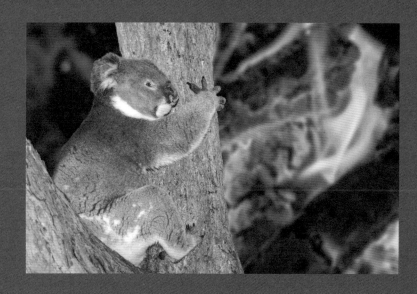

在澳大利亚布什大火中大喊哭泣的考拉

球总人口数的逐年增加，人类对各类物资的需求有增无减。为了满足生存所需，人类开始大力发展农业及工业技术。集约化的农业发展，主要表现在大规模开垦森林、增加耕地面积，使用农药减少虫害、提高农产品的产量；产业化发展的畜牧业，通过集中饲养、屠宰动物，丰富了人类的餐桌；野生动植物非法贸易不断增长，满足了人类无穷无尽的欲望；城市的工业化进程需要占用大量耕地兴建工厂，并以石油等不可再生资源作为原料生产现代工业品……就这样，人类的生活方式发生了天翻地覆的变化。

而在享受日益富足的物质生活和工业产品带来的便利的同时，人类对大自然的变化却始终无动于衷。全球气候变暖，极地冰层融化，森林面积锐减，土地沙漠化严重……赖以生存的生态环境日益退化，濒临灭绝的动植物逐年增加。由于微生物的生存依赖于自然界的平衡，原有的平

因海水温度上升而白化的珊瑚

衡被打破后，微生物也不得不随之改变，从不致病类型演变或突变为致病类型，从只引起动物发病演变为可造成人畜共患。于是，世界各地频现新发的疾病，这种情况在 20 世纪末、21 世纪初愈发明显。

新发传染病的崛起

近 10 年来，人类已经历了 6 次"国际关注的公共卫生紧急事件"（Public Health Emergency of International Concern，简称 PHEIC），分别是 2009 年的 H1N1 流感大流行、2014 年的脊髓灰质炎疫情、2014 年的西非埃博拉疫情、2015—2016 年的寨卡疫情、2018—2019 年的刚果埃博拉疫情，以及 2020 年的新冠肺炎疫情。

联合国环境署的数据显示，平均每 4 个月，人类社会就会出现一种新发传染病。科学家们密切追踪这些新发传染病的来源，发现：H1N1 病毒来自禽类和一些哺乳动物，埃博拉病毒与野生灵长类动物密切相关，HIV 病毒来源于喀麦隆的黑猩猩和大猩猩，MERS 病毒的宿主是骆驼。尽管寨卡病毒、新型冠状病毒等一些新发现的病原体的宿主尚未查明，但有一点是无可争议的——引起这些传染病的病原体大部分来自动物，绝大部分新发传染病都是因人类密切接触了这些动物引起的。

正如我们前文提及的 2002 年的"非典"疫情，从 2002 年冬天到 2003 年春天，整个中华大地都笼罩在 SARS 的阴影下。为了追寻病毒的来源，科研人员在全国范围内进行了严密的调研。最终，石正丽教授带领团队在云南某山洞中的蝙蝠身上找到了人类 SARS 病毒的近亲。经过分析，他们认为这些蝙蝠身上携带的冠状病毒很可能通过野外接触感染了其他野生动物如果子狸，而人

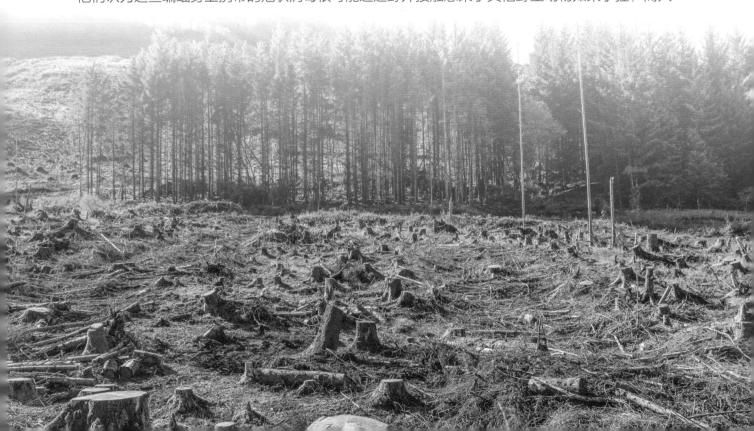

类在捕食果子狸时又因近距离接触被其身上携带的病毒感染。在这样一个生物链中，我们清晰地看到，正是因为人类肆意杀戮野生动物，为病毒创造了传播的机会，才会遭到大自然的报复。

　　这样的例子不胜枚举。遗憾的是，人类对生态环境的破坏、对野生动物的侵犯，并未因这些刻骨铭心的教训而有所收敛；大自然只得通过病原微生物，一次次地向人类发出警告：人类健康与动物、环境密不可分。平衡一旦被打破，一损俱损，在这场战役中，人类绝对不是赢家。大自然可以没有人类，人类却不能没有大自然。

大自然母亲

有人称我为大自然

也有人，叫我大自然母亲

我已经度过了四十五亿年

是你们人类存在时间的两万两千五百倍

我并不需要人类

人类却离不开我

是的，你们的未来取决于我

如果我繁盛，你们也将繁盛

如果我衰败，你们也会衰败

甚至更糟

我已经存在了亿万年

我养育过比你们强大得多的物种

也曾让比你们强大得多的物种

因饥饿而死亡

我的海洋，我的土地

我的河流，我的森林

它们都可以左右人类的存在

越来越多的人类啊

你们想怎样度过每一天

在意我或者忽略我

我并不在乎

你们的行为决定你们的命运

不是我的

我是大自然，我将继续存在

我随时都在进化

而你们呢……

所谓无畏，实则无知。

如果哪一天人类也被大自然带走了，

你可以恐惧，可以惊慌，

但不要问为什么，

因为答案，

大自然早就告诉你了。

——节选自纪录片《大自然在说话》

无药可用的时代

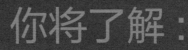

你将了解：

"超级细菌"的危害

导致细菌产生耐药性的原因

如何应对后抗生素时代的来临

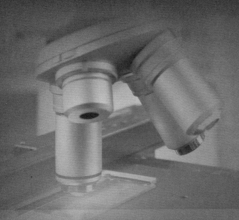

"超级细菌"来势汹汹

2010 年 6 月，比利时布鲁塞尔的一家医院内，一名男子因车祸受伤继发感染不治身亡。医生在接受媒体采访时，详细地描述了整件事的过程：该男子在巴基斯坦遭遇车祸后感染了一种罕见的细菌——"超级细菌"，目前世界上绝大多数抗生素都对它不起作用；随后男子回到比利时，在当地医院接受各种抗感染治疗；为了挽救他的生命，医生甚至启用了多黏菌素——这是一种长年不用或者说不到万不得已绝不会使用的抗生素——但仍然无济于事，最后只能眼睁睁地看着他因多器官功能衰竭和感染性休克死亡。这是世界上因感染"超级细菌"死亡的第一人。此后每年，全球各地陆续报道了因感染"超级细菌"死亡的病例。

人类再次陷入恐慌。一名英国记者向这种细菌的发现者、英国卡迪夫大学的蒂莫西·沃尔什教授提问："超级细菌的出现是否意味着抗生素的时代结束了？"

"恐怕是的。"沃尔什教授无奈地答道。

至此，人类从拥有百年辉煌的"抗生素时代"逐步走向无药可用的时代，即"后抗生素时代"。

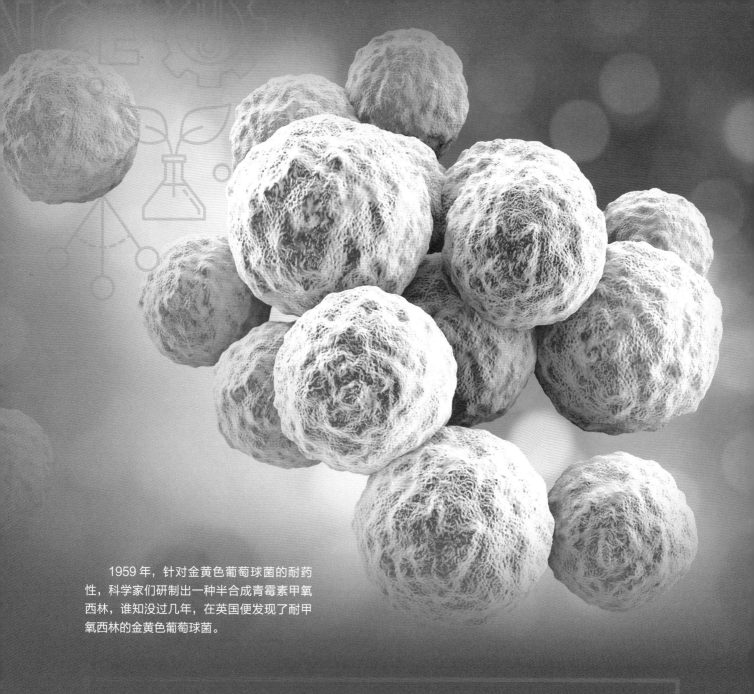

1959 年，针对金黄色葡萄球菌的耐药性，科学家们研制出一种半合成青霉素甲氧西林，谁知没过几年，在英国便发现了耐甲氧西林的金黄色葡萄球菌。

"超级细菌"是什么？

"超级细菌"（superbug）其实是一个统称，它包含多种细菌，如耐甲氧西林金黄色葡萄球菌、抗万古霉素肠球菌、耐多药肺炎链球菌、多重抗药性结核杆菌、碳青霉烯酶肺炎克雷伯菌等。这些细菌的共同点是对多种抗生素产生抵抗力，也就是产生耐药性。比利时男子感染的是携带 NDM-1 基因的耐药细菌。与传统的"超级细菌"相比，该细菌对世界上现存的绝大多数抗生素均不敏感，这种现象被称为"泛耐药性"。

病菌简史

全球各国的卫生组织在对细菌的监控过程中发现：除了"超级细菌"外，越来越多的细菌出现了耐药性。据美国疾病控制与预防中心（CDC）估计，在美国每年有约 23000 人死于抗生素耐药感染。2014 年，世界卫生组织发出警告，全球仅肺结核病人中就有约 48 万人感染了耐药结核菌株。经过推算与分析，科学家们得出结论：在每年的新发肺结核患者中，有 3.3% 的病例属于耐药结核者；而在复发患者中，耐药结核的比例更是高达 20%。世界卫生组织还追踪了大肠杆菌、淋病奈瑟菌、葡萄球菌等引起常见感染性疾病的耐药性情况，结果显示耐药率均逐年升高。

2005 年，我国启动全国细菌耐药监测网（CHINET）。此后 10 年间的监测数据显示：国内肺炎克雷伯杆菌和鲍曼不动杆菌这两种临床上重要的致病细菌对碳青霉烯类抗生素药物的耐药性逐步升高；其中，鲍曼不动杆菌的耐药率从 31% 上升到 66.7%，耐药率之高令人担忧。

英国公共卫生部在一项细菌耐药性的报告中指出：若不及时干预，任其发展，到 2050 年，抗生素耐药性可能导致全世界 1000 万人死亡，损失高达 66 万亿英镑，此危害绝不亚于流感大流行和洪水暴发。

滥用抗生素催生耐药细菌

"耐药细菌"和"超级细菌"从何而来？

我们在第一部分介绍了发现细菌及抗生素的过程。20 世纪初，以青霉素的问世为起点，抗生素的发明与应用改变了现代医学的进程。在之后的数十年间，抗生素的发展迎来了黄金时代，尤其是 1940—1960 年的 20 年间，十余种抗生素被发现并应用于临床医学。短时间内难以控制的感染都得到了良好的治疗，病死率大大降低，人类寿命随之延长。一时间，医学界欢呼沸腾，人们坚信在不久的将来人类可以完全控制微生物感染性疾病。

直到多年后，人们才意识到，大量使用抗生素这种人为干涉自然规律的行为是要付出惨痛的代价的。美国《时代》杂志 1994 年 9 月 14 日的一期封面故事《微生物杀手复仇记》（*Revenge of the Killer Microbes*）就指出：具有抗药性的细菌和变种病毒即将抹杀人类与微生物大战中的一度胜利。作为达尔文进化论的核心，"物竞天择"明明白白地告诉我们：为了生存，生物会根据生存环境作出相应的进化。在人类与细菌这场没有硝烟的战争中，一度败北的细菌伺机发起"反攻"，各种耐抗生素的细菌类型由此产生。

那么，细菌是通过什么方式产生耐药性的？

微生物学家和医学家们再次进行深入研究，总结出细菌产生耐药性的三大途径。

第一，"故人相见不相识"。抗生素杀灭细菌的前提是认识并找到目标细菌。在这一过程中，抗生素通过识别细菌细胞膜表面特定的蛋白质（称为靶目标）并与之"甜蜜牵手"，一步步执行杀灭任务。为了避免"被牵手"，狡猾的细菌会产生基因突变，改变自身细胞膜上的蛋白质结构，把自己伪装起来。抗生素因无法识别靶目标，即便找到细菌，甚至牵了手，也往往误以为它是"无辜"的，从而停止进一步的杀灭行动。

第二，"御敌于国门之外"。杀灭行动的第二步是进入细菌细胞。如果把细菌的细胞膜比作城墙，细胞膜上的蛋白孔就是一个个城门。很多亲水性的抗生素就是通过这些蛋白孔穿过细胞膜进入细菌细胞的。为了阻止抗生素进入，狡猾的细菌对"城门"的结构进行了调整，或改用其他通道来代替"城门"；

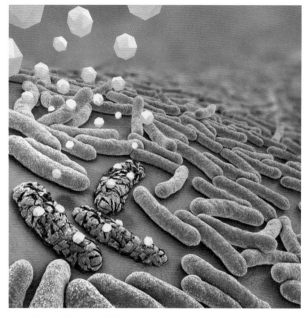

抗生素正在进入细菌细胞

即便一部分抗生素已进入细菌细胞，细菌也可通过"消防通道"——外排泵，将这些抗生素悉数"遣返"。

第三，"先下手为强"。除了以上两种"自卫式"耐药机制，一些细菌还采取"反杀"策略，在抗生素识别出自己之前，主动出击，通过水解作用或转移化学基团等方法来灭活或改变抗生素。比如，有的细菌可以产生青霉素酶或碳青霉烯酶，从而改变青霉素或碳青霉烯类药物的结构，使其从"猛兽"变成"绵羊"，失去了进攻力，也就无法对细菌产生作用。

更棘手的是，细菌还可在彼此种群中遗传、传播、分享这些耐药基因，"互帮互助，共同耐药"。也就是说，当人体内产生一种耐药细菌后，它会把耐药基因分享给其他细菌，让它们也产生相同的耐药性。

可是，细菌为什么会产生耐药性？相比其他生物的进化速度，细菌是如何做到短短不到百年就发生如此大的变化呢？它甚至将人类研发新型抗生素的速度远远地甩在了后面。

科学家和社会学家们给出了相同的答案：滥用抗生素。

在过去的数十年里，人们对抗生素的依赖程度到了无以复加的地步——把抗生素当作灵丹妙药，无论是否真的需要，都希望用它来快速治愈疾病。比如，链球菌感染引起的急性扁桃体炎表现为咽喉肿痛、发热，抗生素的介入可以很快实现好转，但同样出现发热和咽痛症状的疾病，也有可能是病毒引起的呼吸道感染，抗生素是完全无效的。再加上从医生那儿很容易就能获得抗生素处方，甚至可以像维生素或阿司匹林那样在药店内随意购买，所以当人们用抗生素治疗非细菌感染所致的疾病时，非但不能治愈，还会造成人体内正常菌群的失调，暴露于抗生素的人体常居菌因此出现耐药性。随着耐药基因在细菌之中不断地遗传或分享，当人们下次再次感染时，细菌就能轻而易举地在人体内产生耐药变异。

人体内是无菌的吗

人体内并非无菌，人体的胃肠道系统里有大约 39 万亿细菌，这些细菌长期生存在我们的大肠之中。在人体健康的情况下，这些细菌非但不会让我们生病，还能帮助我们赶走有害的微生物。它们也是帮助我们消化食物的小能手，可以分解人体自身无法消化的纤维素，产生维生素 K、维生素 B_{12} 等我们日常所需的维生素，提高我们的免疫力。我们把这些可爱的小伙伴称为益生菌。

除了益生菌，我们的肠道内还有很多常年"潜水"的细菌。它们寄存于肠道中，在强大的益生菌的管理下，表现谈不上积极，但也乖乖地待着，从不作妖。可一旦我们过度使用抗生素，杀灭了益生菌，肠道内的菌群平衡遭到了破坏，这些"沉默者"就会趁机作乱，使人生病。举个例子，人们在大量使用抗生素后会出现一种腹泻，粪便带有绿色脓样物或呈血水样，部分病人还会排出类似肠子一样的黏膜。这是因为肠道菌群被破坏后导致肠道内原本"潜水"的艰难梭菌开始兴风作浪，这种病也被称作"伪膜性肠炎"。

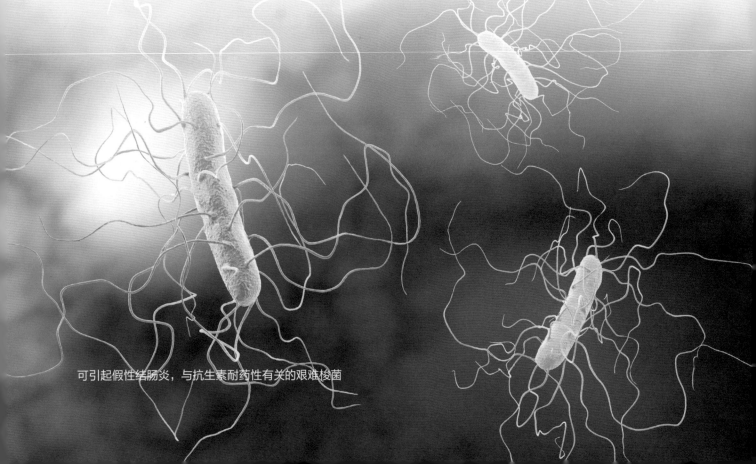

可引起假性结肠炎，与抗生素耐药性有关的艰难梭菌

医生对于抗生素的不规范使用也是导致细菌产生耐药性的一个重要原因。除了对非细菌感染疾病滥用抗生素外，医院里还存在抗生素使用时间过长、经验性抗生素使用比例过高，以及选择抗生素不合理等问题。当一名住院患者经多种强效抗生素治疗无效时，其体内存活的细菌很可能具有多种耐药性，从而产生我们开头提到的"超级细菌"。

另外，还有一个非常隐匿却不容忽视的原因——人类在畜牧业中同样使用了大量的抗生素。几十年来，世界各地都通行一种给动物喂食抗生素的做法。这种办法不仅可以减少动物之间的细菌感染，还可以增加产量。但人类万万没有想到的是，动物身上同样产生了细菌耐药性。当你接触或食用这些动物时，你已经在不知不觉中获得了它们身上的耐药菌。

我国的抗生素滥用情况尤其严重。2013 年，中国科学院曾发布了一份抗生素污染地图。从地图中可以看到：我国沿海地区，尤其是京津冀海河流域、长江中下游流域和珠江流域是全国抗生素排放量最大的三大区域。其中，珠江流域的抗生素含量排名全国第一。我国细菌整体耐药水平均高于世界平均水平，每年超过 8 万人因感染耐药细菌而死亡。

直面后抗生素时代的挑战

看到这儿，你也许会问：为什么人类不开发出让细菌无法抵抗的新型抗生素呢？

的确，在过去的近百年里，人类和细菌之间一直在进行一场拉锯战。尽管人类不断地研究、生产新的抗生素去杀灭新变异的细菌，但遗憾的是，在这场旷日持久的战争中，人类始终处于下风。1985 年后，抗生素研发进入瓶颈期。近 30 年来，被批准上市的抗生素都是既往抗生素的类似物。目前处于临床测试的抗生素中，属于创新品种的凤毛麟角。

更令人担忧的是，研发新型抗生素往往需要几十年的时间与大量的资金投入。如果新型抗生素上市后，全世界继续按目前的标准使用它，细菌仍然会产生耐药性，新型抗生素将再次失效。而对于制药公司来说，一旦药物利润低于投资成本，商人就会放弃产品市场。因此，越来越多的制药公司开始退出抗生素的研发领域，这无疑是这场对抗耐药细菌战争中最大的噩耗。

难道我们注定要回到"一个小小的擦伤就可能导致死亡"的时代吗？

当然不是！

早在 2011 年世界卫生日，世界卫生组织就发出了"遏制耐药——今天不采取行动，明天就无药可用"的呼吁。2015 年，世界卫生组织在世界卫生大会发布了"控制细菌耐药全球计划"。2017 年 5 月，二十国集团（G20）在德国首都柏林首次举行卫生部长会议，共同签署了一份包括应对抗生素耐药性在内的全球卫生宣言，这标志着细菌耐药已成为全球公共卫生的最大威胁之一。各国承诺按照世界卫生组织全球行动计划的要求，在 2018 年底之前通过制定国家行动计划，在解决抗生素耐药性问题上"以身作则"。

作为抗生素使用最集中的场所，我国医院开始全面规范抗生素的使用和管理，并要求每个医生上岗前必须熟练掌握抗生素使用规范。另外，我国还根据医院级别（不同级别的医院收治患者疾病的复杂和难易程度不同）规定抗生素的使用率及强度要求，要求每个医院设立相关的监督部门，定期对抗生素的使用进行监察，避免及减少抗生素的不合理使用。

农业和畜牧业也做出了表率。2006 年，欧盟率先禁止在动物饲料中添加所有促进生长的抗生素；2018 年，通过立法，从 2022 年起禁止在畜牧业使用预防感染药物，禁止兽医使用人用抗生素。美国随之也确定了禁止添加抗生素饲料流通的具体时间。作为农业大国，我国宣布自 2020 年元旦起全面禁止在动物饲料内添加抗生素，减少滥用抗生素造成的公共危害。

作为社会大家庭的一员，我们可以做些什么呢？首先，应该改变观念，即并非所有的"发热"都是感染，并非所有的"感染"都需要使用抗生素。其次，使用抗生素时应遵从医嘱，切忌凭自己的经验判断。最后，加强手卫生、定期注射疫苗、加强营养摄入、定期体育锻炼等，都有助于我们增强体质，减少感染的风险。

"没有人是一座孤岛。"正如电影《流浪地球》开篇所说："最初，没有人在意这场灾难，这不过是一场山火、一次旱灾、一个物种的灭绝、一座城市的消失，直到这场灾难和每个人息息相关。"灾难来临时，每个人都应竭尽全力，一个人的力量也许微不足道，但所有人的力量集合起来，就有可能扭转乾坤。战争没有真正的赢家，人类与微生物也是如此，最佳的结局或许是共存共生、互相牵制。

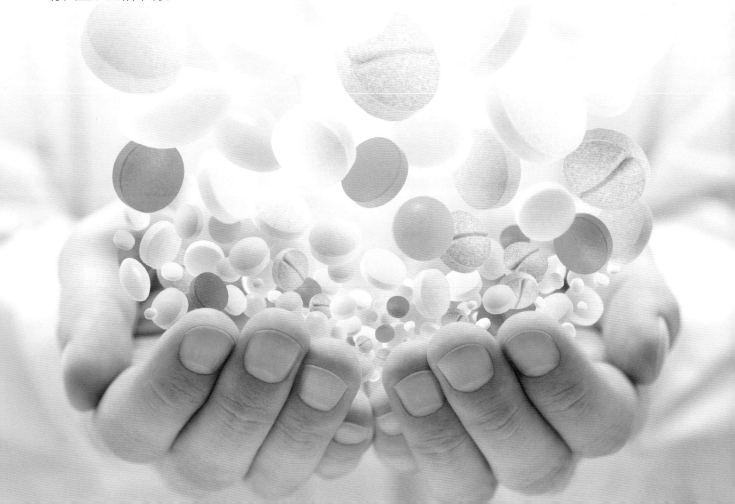

与"疫"共舞

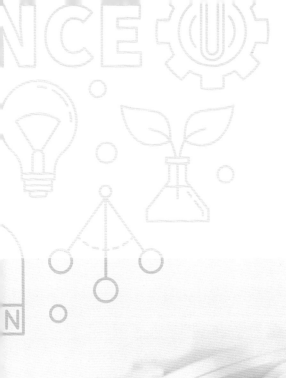

你将了解：

人类与微生物共存的事实

现代"瘟疫"的特点

如何应对未来出现的传染病

当你在夏夜仰望星空时，当你在冬日斜靠暖炉时，当你在森林呼吸新鲜空气时，当你在海底探索神奇世界时，请相信，你的身边一定有病毒或细菌正在和你一起分享。

——复旦大学附属华山医院感染科主任 张文宏

一个不可否认的事实

在本书开篇，我们对细菌、病毒的发现史有了初步的了解。随着显微镜等现代医学技术的发展，微生物世界犹如一幅五彩斑斓的画卷，慢慢地展现在我们眼前。我们了解得越多，就越明白微生物的强大早已超出人类的想象，它们影响着人类的生存环境、生活方式甚至更多，从而成为地球不可分割的一部分。

20 世纪初期，人类一度沉浸在发现抗生素与发明疫苗的巨大喜悦中。对于微生物引起的各种疾病，科学家们信心满满，认为人类完全可以控制细菌或病毒，从而全面战胜感染性疾病，但随之而来的 1918 年大流感将自负的人类打了个措手不及。在这场灾难中，死亡病例占当时全球

病菌简史

总人口的 3%，甚至超过死于第一次世界大战的人数。当侥幸活下来的人们希望借助这次疫情的经验和教训，避开下一次传染病的流行时，事实又给了人类当头一棒：百年来，一场又一场新发传染病纷至沓来，人类依旧在抗击传染病的斗争中苦苦挣扎。"直到艾滋病出现，人们才彻底明白，尽管医学日益发展，尽管疫苗、抗生素等医疗技术不断更新，但传染病仍不能被消灭，反而持续威胁着人类。我们曾期待当代科学战无不胜，然而现实却与理想背道而驰。"美国疾病控制与预防中心主任森瑟尔说道。

2019 年，世界卫生组织公布了最新的"全球十大健康威胁"：1. 空气污染和气候变化；2. 非传染性疾病；3. 全球流感大流行；4. 疲软和脆弱的环境；5. 抗微生物药物耐药性；6. 埃博拉和其他高危病原体；7. 薄弱的初级卫生保障；8. 疫苗犹豫；9. 登革热；10. 艾滋病。在这十大健康威胁中，感染性疾病及与之相关的项目占比高达 60%，而空气污染和气候变化、疲软和脆弱的环境也与感染性疾病的发生密切相关。与 2002 年世界卫生组织首次发布的"全球十大健康威胁"——体重不足、高血压、烟瘾、酗酒等相比，可以发现 2019 年的数据已发生了天翻地覆的变化，感染性疾病一跃成为绝对主角，彻底扭转了人们以往对健康威胁的认知。

即使现代医学以高歌猛进之势一路向前，21 世纪开篇以来短短 20 年间发生的 6 次"国际关注的公共卫生紧急事件"，也让人们愈加清醒地认识到："大瘟疫"的定期降临，是人类不得不长期面对的问题；不断探索如何与微生物共存，是人类今后必须深入研究的课题。

复苏的"瘟疫"幽灵

2020 年初，春节将至，家家户户忙着张罗过年的大小事宜，全国各地洋溢着欢乐祥和的节日气氛。就在此时，一场大疫从中国的腹地——武汉这座古老的城市悄然蔓延开来……

科学家们很快就分析出了这场大疫的病原体，这是一种与 2003 年造成我国数千人感染的 SARS 病毒同属冠状病毒科的新型病毒。尽管当时人们对这一病毒的危害性还一无所知，但由于 2003 年 SARS 疫情的惨状仍历历在目，因此大家难免把新冠病毒拿来和 SARS 病毒作对比。一时间，各种负面情绪弥漫开来，疑惑、悲伤、恐慌、愤怒、迷茫……有的人认为它只会感染特定人群，有的人觉得它的致死率会和 SARS 一样高，也有人认为它会像 SARS 一样在特定时间突然消失。短短三个月，这场大疫便在全球范围内全面扩散，感染人数和死亡人数不断攀升，截至 2020 年 6 月末已造成超过 50 万人死亡。相比 2003 年的 SARS 病毒，新冠病毒的传播速度之快、传播范围之广令人咋舌。

从 SARS 到新冠肺炎，从 2003 年至 2020 年，在这 17 年里，医学的发展突飞猛进，可为何我们仍然对这场大疫束手无策呢？

有人把原因归结为病毒变化过于迅速而有效药物和疫苗研发滞后。诚然，新世纪以来，新发传染病层出不穷。为了适应被人类打破的自然平衡，微生物也不断地发生变化，从只与动物共存到人畜共患，从直接接触动物感染发展到人传人。但微生物的这种变异，从某种角度上来说，主要还是归咎于现代人类对大自然的破坏活动。

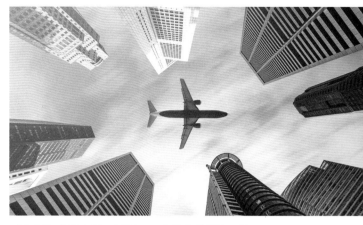

"文明与病毒之间，只隔了一个航班的距离。"

除了病毒本身，社会文化因素也加快了传染病的蔓延。得益于科学技术的飞速发展，如今的出行比 17 年前更为便捷、高效。飞机、邮轮、高铁……从中国的最北端到最南端只需十余个小时。但这些为我们带来便利的现代交通工具，却在疫情中成为加速病毒传播的最大"帮凶"。再加上全球化的不断推进，因工作、旅游等各种原因的人口流动随处可见。以我国每年多达 3 亿人次的"春运"为例，它被誉为人类历史上规模最大的人口大迁徙，其中潜藏着传染病蔓延的极高风险。

除了客观的变化，人类的恐惧与傲慢也是新时代传染病大流行的重要因素。

其实，面对未知的传染病，恐惧是正常的心理反应。但在"互联网＋"时代，某些新媒体通过描述一些片面或不确定的场景，甚至虚构一些与事实不符的场面，极力渲染疫情的"恐怖"，反而造成不必要的全民恐慌——有人哄抢酒精、口罩、双黄连，有人身体稍有不适就怀疑自己得了新冠肺炎。这些不理性的行为都有可能导致原本可防可控的局面变得混乱不堪，不仅不利于战胜疫情，还有可能造成疫情之外的"次生伤害"。

"弱小和无知不是生存的障碍，傲慢才是。"1918 年大流感暴发时科学家们对病原体的误判，以及 2013 年世界卫生组织对埃博拉病毒传播性评估的误差，都是人类对当时医学知识的盲目自信。另外，政治界的"傲慢与偏见"也对疫情的传播产生了巨大的影响。新冠肺炎疫情初始，我们举全国之力，武汉封城，各地驰援，为全世界抗击疫情争取了宝贵的时间。但某些发达国家的领导人却"傲慢"地认为，中国之所以抗"疫"如此艰难，是因为医疗资源不够充分，其他国家领导人也频频发出"新型冠状病毒只会在中国国内传播"等带有种族偏见的言论。事实证明，正是这些"傲慢与偏见"导致疫情在除中国以外的全球数十个国家全面扩散，难以控制，而这些国家的感染及死亡人数都远超中国。

"我们"的未来

马克·霍尼斯鲍姆在《人类大瘟疫》中写道："可能的是，将来一定会出现新的瘟疫和新的流行病。问题不在于流行病是否会出现，而在于何时出现。瘟疫或许无法预测，但我们应该都知道它们一定会再次来袭。"

在地球母亲的怀抱里，各种生物之间维持着一种奇妙的平衡——相互依赖、相互促进、相互制约。为了更好地生存和繁衍，微生物会通过改变形态、基因等手段来适应新环境。那么，人类应该如何与微生物和谐相处呢？

首先，"要做准备，必先了解"。我们必须承认，科学，包括医学，都有其局限性。只有放下傲慢，用客观、审慎、谦逊的态度去了解每一种已知或未知的微生物，那么当"瘟疫"再次来临时，人类才不会因为无知而重蹈覆辙。其次，"人类的赞歌就是勇气的赞歌"。在抗击疫情的任何时候，即便困难重重，我们都需要十足的勇气，去面对未知的危险、探讨全新的策略、寻求有效的治疗办法。

如果把人类和微生物统称为"我们"，那么"我们"注定要相伴到永远。"我们"的未来，不是看谁能走到最后，而是继续一路的"相爱相杀""相生相克"。

勇敢的埃亚姆小村

在英格兰德比郡有个叫埃亚姆的小村，每年 8 月最后的一个星期日都要举行一次室外礼拜，不同教会的新教徒都来参加。礼拜后村民们由乐队和牧师带领，从教堂游行到树林中的一片空地，在这里唱圣诗、听布道，然后室外礼拜活动即告结束。这本是一个小村中的纪念仪式，平淡无奇；但它所纪念的却是古时候村民们集体自我约束、冒死献身的崇高精神。被动的遵纪守法是达不到这种崇高境界的。

1665—1666 年间，伦敦发生了令人谈虎色变的黑死病。埃亚姆村有个裁缝收到从伦敦寄来的一包衣料，谁知从 8 月末的那个星期日开始，裁缝一家人一一病倒，相继死去。致命的瘟疫在村子里开始扩散，传染了其他村民，死人越来越多。剩下的人怎么办？是等死还是逃命？在这生死关头，本教区的牧师却建议大家不要逃命，以免把可怕的黑死病带到别的地区；而要自觉地把村子变成隔离区，谁也不要出走。逃命，既有存活的希望，也有危害他人的可能；经过一番权衡思考，淳朴勇敢的村民们接受了这位牧师的建议。结果，黑死病在村子里肆虐一年有余，全村 350 多人中有 3/4 献出了生命，但没有一个人外出逃生。由于他们的自我牺牲，周围地区没有发生一例黑死病。现在一年一度的礼拜仪式，就是为了追悼当年的牺牲者并纪念全村可歌可泣的义举。

——节选自陆伟芳、余大庆《英吉利的智慧》

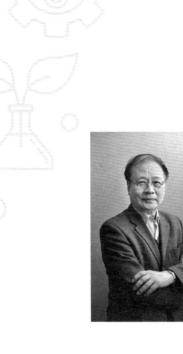

丛书主编简介

褚君浩，半导体物理专家，中国科学院院士，中国科学院上海技术物理研究所研究员，华东师范大学教授，《红外与毫米波学报》主编。获得国家自然科学奖三次。2014年评为"十佳全国优秀科技工作者"，2017年获首届全国创新争先奖章。

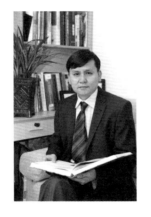

本书主编简介

张文宏，主任医师，教授，博士生导师，复旦大学附属华山医院感染科主任、肝病中心联合主任，复旦大学临床医学院内科系主任。曾分别在香港大学、美国哈佛大学医学院以及芝加哥州立大学微生物系从事访问学者以及博士后工作。先后获得上海市科技进步奖、中华医学奖、第二届全国创新争先奖，以及"2010—2014年度上海市先进工作者""2016—2017流行季H7N9防控工作先进个人""上海医务工匠"等荣誉称号。

图书在版编目(CIP)数据

病菌简史 / 张文宏主编. — 上海:上海教育出版社,
2020.7(2020.8重印)
("科学起跑线"丛书 / 褚君浩主编)
ISBN 978-7-5720-0172-7

Ⅰ. ①病… Ⅱ. ①张… Ⅲ. ①致病菌 – 青少年读物
Ⅳ. ①R37-49

中国版本图书馆CIP数据核字(2020)第116679号

策 划 人　刘　芳　公雯雯　周琛溢
责任编辑　周琛溢
书籍设计　陆　弦
美术编辑　周　吉

"科学起跑线"丛书
病菌简史
张文宏　主编

出版发行　上海教育出版社有限公司
官　　网　www.seph.com.cn
地　　址　上海市永福路123号
邮　　编　200031
印　　刷　上海雅昌艺术印刷有限公司
开　　本　889×1194　1/16　印张8　插页1
字　　数　179千字
版　　次　2020年7月第1版
印　　次　2020年8月第2次印刷
书　　号　ISBN 978-7-5720-0172-7/N·0002
定　　价　58.00 元

如发现质量问题,读者可向本社调换　电话:021-64377165